LA
REVOLUCIÓN
DE LA MEDICINA
PERSONALIZADA

SPA
616.042
CuL

La información contenida en este libro se basa en las investigaciones y experiencias personales y profesionales del autor y no debe utilizarse como sustituto de una consulta médica. Cualquier intento de diagnóstico o tratamiento deberá realizarse bajo la dirección de un profesional de la salud.

La editorial no aboga por el uso de ningún protocolo de salud en particular, pero cree que la información contenida en este libro debe estar a disposición del público. La editorial y el autor no se hacen responsables de cualquier reacción adversa o consecuencia producidas como resultado de la puesta en práctica de las sugerencias, fórmulas o procedimientos expuestos en este libro. En caso de que el lector tenga alguna pregunta relacionada con la idoneidad de alguno de los procedimientos o tratamientos mencionados, tanto el autor como la editorial recomiendan encarecidamente consultar con un profesional de la salud.

Título original: The Personalized Medicine Revolution
Traducido del inglés por Elsa Gómez Belastegui
Diseño de portada: Editorial Sirio, S.A.
Diseño y maquetación de interior: Toñi F. Castellón

© de la edición original
Pieter Cullis, 2015

Publicado inicialmente por
Greystone Books Ltd.
343 Railway Street, Suite 201,
Vancouver, B.C. V6A 1A4, Canadá

© de la presente edición
EDITORIAL SIRIO, S.A.
C/ Rosa de los Vientos, 64
Pol. Ind. El Viso
29006-Málaga
España

www.editorialsirio.com
sirio@editorialsirio.com

I.S.B.N.: 978-84-17030-48-3
Depósito Legal: MA-1249-2017

Impreso en Imagraf Impresores, S. A.
c/ Nabucco, 14 D - Pol. Alameda
29006 - Málaga

Impreso en España

Puedes seguirnos en Facebook, Twitter, YouTube e Instagram.

Dr. Pieter Cullis

LA REVOLUCIÓN DE LA MEDICINA PERSONALIZADA

Cómo el diagnóstico y el tratamiento
de las enfermedades están a punto
de cambiar para siempre

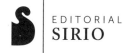

EDITORIAL
SIRIO

1 ¿POR QUÉ UNA MEDICINA PERSONALIZADA?

Una mañana temprano Jonathan, de doce años, se despierta y nota que le duele el estómago —le duele mucho—. Pero no tiene fiebre ni náuseas; simplemente sufre un dolor muy fuerte. Su madre, Marianne, al principio no se alarma, está solo un poco irritada porque no va a poder ir a trabajar. Le deja quedarse en casa, convencida de que se le habrá pasado todo al llegar la noche. Pero el dolor persiste. Al final del día, comienza a pensar que igual convendría ir al médico; a la mañana siguiente, después de toda una noche sentada al lado de Jonathan oyéndolo quejarse, se ha vuelto imperioso ir a urgencias. Tras una espera interminable, finalmente un médico lo examina. Tras explorarlo y palparle con suavidad el abdomen, su rostro refleja preocupación. Pide que se le haga un TAC. Marianne, que ha empezado a ponerse nerviosa, pregunta:

—¿Qué le pasa?

El médico contesta con una evasiva:

—Vamos a esperar a tener los resultados del TAC.

Pero las noticias no son buenas. Jonathan tiene un tumor en el estómago del tamaño de una pelota de golf. Marianne está a punto de venirse abajo y llama a Bill, su marido, que va a todo correr al hospital. Está angustiado: aún no se ha pronunciado la temible palabra *cáncer*, pero flota en el aire.

Las noticias empeoran. Jonathan ingresa en el hospital, se le practica una biopsia, se le diagnostica un cáncer y se les aconseja a los padres una operación y un tratamiento de quimioterapia a continuación. La vida de su hijo está en peligro. La intervención es todo lo exitosa que puede ser, pero muy rara vez consigue el cirujano extirpar en su totalidad este tipo de tumores, por lo que luego se prescribe quimioterapia para intentar destruir cualquier célula cancerosa que haya quedado.

Jonathan reacciona bien a la primera sesión de quimioterapia. Se siente cansado pero no vomita. Bill y Marianne se permiten soñar: tal vez lo superará, y la vida será de nuevo un poco más normal. Pero después de la segunda sesión, a Jonathan le falta el aire en cuanto da solo unos pasos. Vuelta a urgencias: esta vez, el médico llama a un cardiólogo, que decide hacerle un ecocardiograma. El cardiólogo regresa con el semblante serio:

—Su hijo tiene insuficiencia cardíaca —les dice a Marianne y Bill. Parece ser que Jonathan tiene hipersensibilidad a uno de los componentes de la quimioterapia empleada en el tratamiento. El medicamento en cuestión, la doxorrubicina, provoca problemas cardíacos en algunos pacientes,[1] pero los médicos no tienen forma de saber de antemano a cuáles de ellos les provocará este efecto.

En un mes, Jonathan ha pasado de ser un chico normal de doce años a convertirse en un inválido sometido a tratamiento para el cáncer y que además necesita un trasplante de corazón. ¿Cómo es posible? La presencia de un tumor del tamaño de una pelota de golf indica que el cáncer comenzó a desarrollarse hace al menos tres años. ¿Por qué no ha podido detectarse antes, cuando hubiera sido mucho más fácil de tratar?

¿Y por qué se ha tratado a Jonathan con un fármaco que le ha provocado un fallo cardíaco?

Las «reacciones adversas a los medicamentos» son comunes: todos los años es necesario hospitalizar a más de dos millones de norteamericanos a causa de reacciones adversas a los fármacos que se les han recetado.[2] La razón por la que los medicamentos actúan sin problemas en algunas personas y tienen un efecto contraproducente en otras puede achacarse generalmente a diferencias en la estructura genética. Los que son eficaces para la mayoría de la gente pueden ser ineficaces para ti. Es más, pueden de hecho perjudicarte. Por tanto son necesarias dos cosas: primera, encontrar formas de predecir y detectar la enfermedad antes de que ponga en peligro tu vida, y segunda, dar con medicamentos que sean los indicados para ti y tu cuerpo en particular.

La medicina lleva miles de años intentando responder a estas dos necesidades. Pero aunque se han hecho progresos inmensos, no es suficiente. Y precisamente por eso nos acercamos a la mayor revolución de nuestro tiempo..., quizá de todos los tiempos.

Es una revolución a la que se le han dado distintos nombres y que se ha revestido de distintas apariencias. A veces se la llama medicina personalizada, a veces medicina de precisión, a veces medicina estratificada. Es prima hermana de la medicina «basada en pruebas», un concepto relativamente nuevo en la práctica médica (quienquiera que inventara el nombre intentaba sin duda destacar algo). Comoquiera que la denominemos, esta a la que nosotros consideraremos una medicina personalizada —una medicina basada en la estructura molecular característica de nuestro yo individual y en una comprensión a nivel molecular de cualquiera que sea el trastorno que tengamos— está a nuestras puertas. Promete satisfacer la necesidad que tenemos de saber lo que nos sucede y ofrecer los medios que nuestra especie lleva buscando desde los albores de la historia para tratar nuestras dolencias. Significará también que, de una vez por todas, dejaremos atrás las fuerzas evolutivas naturales que nuestros antepasados se vieron obligados a soportar y nos embarcaremos en un futuro que dirigiremos nosotros.

Tenemos tendencia a concebir el progreso médico como una especie de *continuum*, a lo largo del cual conseguimos crear mejores medicamentos para combatir las enfermedades prevalentes, máquinas más perfeccionadas para obtener imágenes del interior del cuerpo y detectar cualquier problema, mejores elementos que implantar o utilizar cuando las articulaciones se deterioran o los ojos fallan, formas más desarrolladas de tratar el dolor, la depresión o el sentimiento de soledad; y quizá todo esto nos haga creer que el futuro nos deparará más de lo mismo. Pero no va a ser así. El progreso médico se ha traducido hasta este momento en avances que benefician a la población en general más que a ti como individuo. Hace doscientos años, la esperanza media de vida en Inglaterra era solo de unos cuarenta años, debido principalmente a que dos tercios de la población infantil morían antes de los cuatro años de edad.[3] Las iniciativas de salud pública conducentes a una dieta adecuada y agua potable han supuesto un cambio radical, y combinadas con otros avances generalizados —como las vacunas, las medidas de asepsia adoptadas en partos e intervenciones quirúrgicas y los antibióticos empleados para tratar enfermedades bacterianas—, han tenido como resultado que la esperanza media de vida en la actualidad sea de unos ochenta años o más. Pero los métodos generalizados para mantener la salud y la vida humanas han empezado a fallar.

La vertiente más obvia en la que ha empezado a fallar la medicina actual es la fabricación de medicamentos. Cuando Paul Ehrlich descubrió en 1909 la arsfenamina, compuesto utilizado para tratar la sífilis, e introdujo el concepto de «bala mágica» para curar nuestras enfermedades,[*] y cuando Alexander Fleming lo siguió con el descubrimiento de la penicilina en 1928 para curar un amplio espectro de enfermedades infecciosas, nos dejamos seducir por la idea de que podrían encontrarse otros compuestos que tuvieran unos efectos igual de mágicos en dolencias de otro tipo, desde el cáncer hasta el resfriado común. Ha nacido como resultado una industria gigantesca, la industria farmacéutica, y hay en la actualidad más de un millar de fármacos que se recetan comúnmente para tratar casi cualquier afección conocida.

---

[*] Se denominó «bala mágica» al medicamento que resultaba perfecto para curar una enfermedad sin producir ningún efecto secundario. (N. de la T.)

En Estados Unidos, un médico de familia receta una media de veinte mil de estos fármacos al año. Esto ha derivado en unos niveles de medicación alarmantes, hasta el punto de que aproximadamente el 20% de la población estadounidense de más de sesenta y cinco años toma diez fármacos o más al día, y más del 50% toma diariamente al menos un fármaco prescrito por el médico.[4] La consecuencia directa es que la cuarta causa principal de muerte es la reacción adversa a un medicamento o tratamiento farmacológico, que se traduce en más de cien mil muertes al año.[5] Y esto no es todo, pues se calcula que hasta un 90% de las reacciones adversas a algún fármaco no se comunican al médico,[6] de modo que los peligros que entraña tomar medicamentos adquiridos con receta posiblemente sean mucho mayores.

Además del riesgo que tienen de provocar una reacción adversa, muchos de estos medicamentos sencillamente no le hacen ningún efecto al individuo que los toma. Las cifras son aterradoras. Aproximadamente el 70% de los empleados para la enfermedad de Alzheimer no le reportan ningún beneficio al paciente al que se los han recetado. Casi el 60% de los usados para la incontinencia son de muy poca utilidad. El 50% de las recetas para la osteoporosis no contribuyen a que el paciente tenga los huesos más fuertes. Y en cuanto a la artritis reumatoide, las migrañas, las arritmias cardíacas o el asma, el porcentaje llega hasta el 40%. En general, menos del 50% de los fármacos que se le recetan a un paciente le ayudan lo más mínimo.[7]

Pero incluso los medicamentos que resultan auténticamente eficaces presentan problemas. Se ha comprobado que las estatinas, fármacos «superventas» utilizados para tratar los niveles elevados de colesterol en la sangre, reducen el riesgo de sufrir un ataque al corazón en un 54% y el riesgo de embolia en un 48%.[8] Desempeñan un papel decisivo en la disminución del número de muertes por enfermedades cardiovasculares, hasta el punto de que estas han dejado de ser la principal causa de muerte en el mundo occidental. Por lo común, en la mayoría de la gente, surten un efecto extraordinario.

Sin embargo, el problema que presentan las estatinas y otros de estos fármacos tan populares es que hay individuos que no son lo que se dice «comunes». Determinadas personas metabolizan las estatinas demasiado rápido: su cuerpo descompone la medicación antes de que tenga ocasión de actuar, y por tanto el nivel de colesterol se mantiene igual de alto, lo que significa que estas personas siguen corriendo un alto riesgo de sufrir un ataque al corazón o una embolia. Otras metabolizan el fármaco demasiado despacio, debido a lo cual perdura en el organismo más de lo debido, haciendo que descienda el nivel de colesterol pero provocando también toda clase de efectos secundarios molestos y con frecuencia dolorosos. Se calcula que el 17% de los consumidores de estatinas sufren problemas musculares y náuseas.[9] Y los auténticamente desafortunados pueden sufrir una reacción grave al fármaco: un proceso de debilitamiento con deterioro muscular agudo, denominado rabdomiolisis por estatinas,[10] que puede generar insuficiencia renal.

Las reacciones adversas a los medicamentos de uso común se producen porque la mayoría de ellos se extienden a todo el cuerpo. Solo una pequeña parte, menos de un 1%, llega al lugar de origen de la enfermedad y puede tener un efecto beneficioso, mientras que el 99% restante puede causar lesiones en tejidos que estaban sanos hasta ese momento. La doxorrubicina, comúnmente recetada para el tratamiento del cáncer, es muy eficaz para destruir células que se dividen con rapidez, como es el caso de las células cancerosas, pero debido a que se extiende al cuerpo entero, destruye también las células que se dividen con rapidez en la médula ósea –debilitando con ello el sistema inmunitario–, en la mucosa que recubre el estómago –provocando vómitos– y en las células capilares –provocando la caída del cabello–. Todo esto se añade a los efectos sumamente perjudiciales que puede tener para el corazón.

Son más los problemas. Uno de los primeros éxitos de la quimioterapia para el tratamiento del cáncer fue su aplicación a la leucemia infantil. En 1950, un diagnóstico de leucemia en la infancia era casi con certeza una sentencia de muerte: más del 90% de los niños morían en el plazo de un año.[11] Hoy en día más del 90% de los niños a los que se les diagnostica una leucemia linfoblástica aguda, el tipo más común de cáncer infantil, se curan, a juzgar por el número de pacientes que sigue sin haber desarrollado el cáncer durante los cinco años siguientes al tratamiento. Pero la mayoría de los supervivientes no suele llevar una vida normal. Más del 30% de los niños a los que se ha tratado con el más efectivo cóctel farmacológico se quedan completamente sordos de forma irreversible.[12] Otros «efectos secundarios» son infertilidad, retrasos cognitivos..., la lista sigue y sigue. El precio que pagará el paciente es incalculable, nefasto a nivel emocional y restrictivo a nivel profesional. El que pagará la sociedad es escalofriante: más de veinte mil dólares por niño al año hasta la mayoría de edad para procurarle recursos especiales.

Este no es un ejemplo aislado. El protocolo común de quimioterapia para el tratamiento del cáncer en la infancia exige el uso de doxorrubicina. No es raro que el pequeño que recibe tratamiento para este tipo de cáncer sufra una insuficiencia cardíaca a consecuencia de la quimioterapia, que en casos extremos hace que sea necesario un trasplante de corazón —en el resto de los casos, normalmente el superviviente sufrirá las consecuencias de tener un corazón débil toda su vida.

Que los medicamentos utilizados para tratar muchas dolencias sean efectivos o no es cuestión de suerte. Un médico de familia al que se le preguntó cómo selecciona el fármaco más adecuado para pacientes que sufren de depresión contestó: «Bueno, tengo una diana colgada detrás de la puerta de la consulta. Lanzo un dardo y elijo dependiendo del número al que acierte». No tiene forma de saber de antemano qué medicamento será más beneficioso para cada paciente ni quién sufrirá un efecto secundario desagradable. De modo que paciente y médico se embarcan juntos en un arriesgado viaje de experimentación hasta dar con el medicamento más adecuado y efectivo.

Los problemas debidos a la eficacia variable de los fármacos y a sus efectos secundarios perjudiciales para los tejidos sanos hacen de la creación de nuevos medicamentos una empresa casi imposible: conseguir que cualquiera de ellos se apruebe cuesta en la actualidad más de mil millones de dólares y puede requerir más de quince años de trabajo.[13] E incluso entonces, cualquier reacción adversa que se produjera en un pequeño subgrupo de la población podría bastar para que el fármaco se retirara del mercado.

Todos estos son los problemas que se derivan de un enfoque generalizador de la medicina. Un enfoque que no necesariamente resulta eficaz; porque lo que siempre habías pensado de ti, en realidad es cierto: eres en verdad diferente del resto de la gente, y necesitas que se te trate en consonancia. La medicina del futuro va a estar mucho más personalizada, pensada expresamente para ti y el cuerpo que habitas.

A los médicos suele incomodarles la expresión *medicina personalizada*. Protestan: «¡Nosotros siempre hemos practicado una medicina personalizada!», dando a entender que escuchan al paciente, le consultan, diagnostican y aconsejan de manera individual. Y ciertamente lo hacen. Pero ¿cuánto saben en realidad de ti? Tu médico ve una versión macroscópica de ti y, basándose en un examen físico y en tus síntomas, a menudo puede diagnosticar con bastante acierto lo que te ocurre. Sin embargo, no sabe demasiado de la versión microscópica de ti, que es donde primero se manifiestan tu enfermedad y tu respuesta al tratamiento. Tu médico no conoce detalles de tu código genético, y por tanto no puede saber cómo responderás a un posible medicamento que te recete. Tu médico no sabe cuál es la composición molecular de tu sangre; y esa composición contiene una inmensa cantidad de información diagnóstica, sobre enfermedades que puedas padecer en este momento o que tengas tendencia a padecer, sobre si los fármacos que tomas te están haciendo efecto y están curándote o sobre si la dieta que sigues es la adecuada. Tu médico desconoce qué tipos y cantidad de microorganismos viven en ti y a costa tuya, microorganismos que influyen en el funcionamiento del sistema inmunitario y desempeñan un papel activo en las enfermedades inflamatorias. En resumen, tu médico no puede acceder a gran cantidad de información sobre ti a nivel molecular que le serviría de orientación a la hora de tomar decisiones. Esto puede suponer tardar mucho en hacer un diagnóstico o hacer uno equivocado y, como consecuencia, intervenciones terapéuticas inapropiadas.

La medicina del futuro estará más personalizada –y será mucho más efectiva– porque esa información molecular detallada sobre ti y sobre cualquier dolencia que tengas es cada vez más asequible. El principal ejemplo es el genoma, el ADN (ácido desoxirribonucleico), que codifica –es decir, determina mediante un código– cada una de tus características físicas y te hace el individuo que eres, con todos tus puntos fuertes y débiles. Pronto será normal solicitar una secuenciación del genoma, para descifrar el código molecular contenido en las largas cadenas de ADN presentes en las células e incluir estos datos en nuestra historia médica. La secuencia de tu genoma contiene información detallada y precisa sobre el riesgo que corres de padecer desde una enfermedad cardíaca hasta diabetes y desde depresión hasta demencia, así como información sobre qué medicamentos podrían estar más indicados para ti y cuáles podrían tener efectos contraproducentes.

Aun así, la secuencia de tu genoma no ofrece una información completa. Con la excepción de enfermedades genéticas como ciertos tipos de cáncer u otras dolencias heredadas, las secuencias del genoma no tienen demasiada utilidad a la hora de diagnosticar aquellos trastornos que ya padeces, y aquí es donde entra en escena la proteómica, el siguiente nivel de análisis molecular. Tu genoma codifica las proteínas que te convierten en el ser que eres; y todas las proteínas que hay en tu cuerpo constituyen lo que se denomina tu proteoma. Estamos aprendiendo a evaluar dicho proteoma cada vez con mayor precisión, lo cual es importante, puesto que el análisis de, digamos, mil proteínas presentes en la sangre u otro fluido corporal tiene el potencial de proporcionarnos un diagnóstico preciso de cualquier enfermedad que sufras en este momento o que tengas tendencia a padecer. Esta clase de análisis podrá decirnos también si la terapia que recibes o el cambio de hábitos que has iniciado están contribuyendo a que recuperes la salud.

Y esto es solo el principio: muy pronto entrará en funcionamiento una avalancha de métodos para analizar a nivel molecular todos los elementos que constituyen el ser que eres. En los próximos cinco años, serán cada vez más asequibles los exámenes moleculares completos que te dirán, con una exactitud cada vez mayor, a qué se debe que en determinado momento no te encuentres bien, experimentes dolor, estés deprimido o te sientas débil. ¡El mismísimo cielo, para un hipocondríaco!... o el infierno, según se mire.

Para la gente que quiera llevar una vida monitorizada, va a ser el cielo. Muñequeras, implantes o tiritas de alta tecnología podrán darte minuto a minuto un informe detallado de tu estado físico, que podrás descargar en tu ordenador para ver las líneas de tendencia que van apareciendo de día en día. Este grado de monitorización supone un enorme cambio en lo que a prevenir la salud o mantener el bienestar se refiere. Pronto dispondrás de datos que te permitirán saber si ese probiótico que detestas te está haciendo el efecto que le atribuyen los anuncios, si esas tres copas al día que tanto ansías te están perjudicando —o beneficiando— de algún modo o si vale la pena que sigas pagando la cuota del gimnasio. Los deportistas de élite serán de los primeros en adoptarlo: es indudable que quienes tienen un nivel de entrenamiento que les hace estar siempre cerca de provocarse a sí mismos una lesión estarán más que encantados de que una voz los avise al oído de que el gemelo derecho va a desgarrarse en cinco minutos si no aflojan el ritmo, o de que sus reservas de energía aguantarán a ese ritmo otros treinta minutos, pero no más.

Este futuro no está lejos. Muchas de las tecnologías que nos permitirán personalizar de verdad la medicina están ya en marcha o próximas a estarlo. Probablemente hayas oído hablar de muchas de ellas; casi a diario tenemos noticia de algún avance que permite determinar la base molecular de un cáncer u otro, o de la creación de un fármaco capaz de curar a quienes padecen enfermedades genéticas, como por ejemplo la fibrosis quística. Dichas informaciones suelen ir acompañadas de la declaración solemne de que «estos hallazgos podrían dar lugar a la creación de nuevos medicamentos para tratar la enfermedad de aquí a cinco años» o alguna variante, y luego ya nunca volvemos a oír hablar del tema.

Nos hemos acostumbrado e insensibilizado a esta clase de noticias, pensando que nunca tendrán nada que ver con nosotros. Pero tendrán que ver con nosotros, y pronto.

2 DEL PENSAMIENTO MÁGICO A LA MEDICINA PERSONALIZADA

Cuando la gente no entiende hechos que a todas luces son importantes, suele recurrir al pensamiento mágico, también conocido como inventarse cosas. Inventar deidades para explicar el mundo que nos rodea fue una de las ocupaciones favoritas de nuestros ancestros. Los mayas sacrificaban a muchachas vírgenes al amanecer, mientras el sol salía sobre el océano Atlántico (teñido de rojo sangre por las batallas libradas en el inframundo de la noche), para celebrar una victoria más del dios sol. Según los griegos, el trueno y el relámpago expresaban el descontento de Zeus, dios del cielo. En la mitología china, las nubes eran el aliento que exhalaban los reyes dragón. El dios hindú Indra provocó las lluvias monzónicas cuando venció a Vritra, el demonio de la sequía, que tenía cautivo al «rebaño de nubes» en su fortaleza de la montaña. Los apaches explicaban que la creación había sido obra de los dioses Tepeu y Gucumatz, que se sentaron juntos a pensar, y cualquier cosa que pensaban se hacía realidad: pensaron «¡Tierra!», y he ahí que apareció ante ellos. Y así sigue y sigue, cada civilización empeñada en inventar mitos fascinantes para explicarlo todo, desde los orígenes del universo hasta las estrellas del firmamento y lo que sucede después de la muerte.

La enfermedad y el dolor tienen un particular poder para inducir el pensamiento mágico. En la Europa medieval, los cristianos pensaban que la peste bubónica era un castigo por el comportamiento depravado de los seres humanos; de ahí que la autoflagelación, para expiar los pecados, se considerara un medio lógico de evitar la «muerte negra». En el Japón del siglo XV, se creía que las causantes de las enfermedades eran unas pequeñas criaturas horripilantes que vivían dentro del cuerpo. Los mareos y los sofocos los provocaba, por ejemplo, un animal que vivía en el bazo llamado Hizonomushi, que podía causar problemas aferrándose a los músculos del cuerpo con sus largos brazos y garras. Por suerte, se podía domar a Hizonomushi ingiriendo ruibarbo. Al entender de los antiguos egipcios, las enfermedades las provocaba la presencia de espíritus malignos. Purificar el cuerpo con ensalmos, ofrecer oraciones a Sekhmet —diosa de la curación— e inyectar medicinas nauseabundas en los diversos orificios corporales para expulsar a los malos espíritus eran los tratamientos que se prescribían.

Aún hoy día recurrimos al pensamiento mágico en un grado asombroso cuando vemos amenazada nuestra salud. Se aplican con celo remedios caseros para todo, desde un resfriado común hasta un tumor. Vinagre de manzana para tratar las alergias, el reflujo gástrico, la gota, la artritis, los dolores de cabeza, la candidiasis, la psoriasis... lo que sea que te ocurra. Las peladuras de plátano, para las verrugas; la remolacha, para el estreñimiento; las sales de Epsom, para los hongos en las uñas...: hay proselitistas leales a todas estas «curas». Las hierbas medicinales se usan para tratar la depresión, las enfermedades cardíacas, el insomnio, la hipertensión y el aumento de peso. Están a la venta en Estados Unidos veinte mil hierbas medicinales, y más de ochenta millones de personas las usan. Sin embargo, hay muy poca evidencia de que ni siquiera los diez remedios elaborados con plantas medicinales de uso más común sean ni mínimamente efectivos, mientras que sus efectos secundarios perjudiciales pueden ser notables.[1] Hay incluso quienes creen fervientemente en los beneficios de la medicina homeopática, y abusan de nuestra credulidad cuando nos dicen que la terapia más efectiva consiste en administrar al paciente pequeñas dosis de las mismas sustancias que le están produciendo los síntomas.

Este grado de pensamiento mágico es inconcebible en prácticamente todas las demás esferas de nuestra vida. Indudablemente no aceptarías la explicación de que fue un mal karma lo que provocó un accidente aéreo, o de que se ha hundido el barco en el que navegabas porque has ofendido al dios del mar. Pero cuando se trata de la salud, damos rienda suelta a la imaginación. Y es por una buena razón, claro está: cuando no hay explicaciones ni curas para realidades que a veces son terriblemente incomprensibles o injustas, ¿qué otra cosa podemos hacer? Consultamos a los sumos sacerdotes de la medicina sobre nuestras dolencias;

ellos reflexionan, debaten y nos prescriben un tratamiento, que a veces funciona y a veces no. Nos sentimos pequeños engranajes impotentes, a merced de una gigantesca central médica procesadora que no entendemos y a la que no tenemos poder para oponernos, y el pensamiento mágico es el único recurso que nos queda.

La medicina personalizada, a la que llamaremos también medicina molecular, es la antítesis del pensamiento mágico. Se fundamenta en el convencimiento de que cualquier enfermedad que sufras tiene una causa a nivel molecular y una vez entendida esa causa, se puede encontrar un tratamiento a nivel molecular que te haga efecto concretamente a ti. Se fundamenta también en el convencimiento de que las señales de la enfermedad son patentes mucho antes de que esta se manifieste (punto en el que puede ser ya demasiado tarde). Sencillamente es necesario saber reconocer esas señales y lo que indican.

El camino que nos lleva del pensamiento mágico a la medicina personalizada lo han ido trazando el desarrollo y la aplicación de la ciencia moderna, una odisea que empezó hace menos de quinientos años.

Todo empieza con Galileo Galilei, nacido en la ciudad italiana de Pisa en 1564. A él se le considera universalmente el padre de la ciencia moderna. Fue el primer científico en advertir que el universo está constantemente cambiando, el primero en observar que las lunas podían orbitar alrededor de los planetas y el más pertinaz defensor de la idea de que posiblemente la Tierra estuviera orbitando alrededor del Sol. A causa de su imposibilidad para aceptar el pensamiento mágico que situaba a nuestro planeta en el centro del universo, la Inquisición romana lo declaró «vehementemente sospechoso de herejía» y la Iglesia católica lo condenó a arresto domiciliario durante los últimos nueve años de su vida.

Galileo fue también el primero en postular con toda claridad que las matemáticas son la clave para interpretar el universo. Dijo que «el universo […] no se puede comprender sin entender antes el lenguaje en el que está escrito y aprender a interpretar sus caracteres. Está escrito en el lenguaje de las matemáticas […] sin el cual es humanamente imposible comprender una sola palabra de él; sin el cual, solo deambulamos sin rumbo por un oscuro laberinto». Estas palabras son el fundamento de todo el progreso que se ha hecho desde la muerte de Galileo, en 1642, para determinar de qué estamos hechos y cómo funcionamos. Caben pocas dudas de que, si hay un Dios, el lenguaje en el que se expresa son las matemáticas. Cualquiera que haya experimentado la precisión inquietante, sobrenatural, como de otro mundo, con que pueden emplearse las matemáticas para describir el universo desde el principio de los tiempos hasta el final, desde la más minúscula partícula hasta la más inmensa de las galaxias, esa es la sensación que tiene.

Isaac Newton nació en Inglaterra, en un pequeño pueblo próximo a Cambridge, el año que murió Galileo. Vivió en Cambridge y Londres y en el transcurso de su vida le clavó una daga en el corazón al pensamiento mágico. Lo hizo tomándose a pecho la visión de Galileo, desarrollando un sofisticado sistema matemático que le permitió casar las matemáticas con la filosofía natural e inventando de este modo la física moderna. Concibió la mecánica y el cálculo clásicos para explicar el movimiento de los soles y los planetas y elaboró una teoría de la óptica para explicar el funcionamiento de la luz. Antes de Newton, todo era mágico; pero aplicando la mecánica clásica, la gente llegó a entender que los eclipses se producían porque la Luna se interponía entre la Tierra y el Sol, que la marea sube y baja por la atracción gravitatoria solar y lunar, y que las estaciones son debidas a la oblicuidad de la eclíptica. Además de esto, Newton demostró que, obteniendo los datos precisos, construyendo el modelo apropiado y haciendo los cálculos matemáticos correctamente, se puede predecir cuándo tendrán lugar las mareas, cuándo ocurrirán los eclipses, cuándo surcarán el cielo con fulgor los cometas y cuándo volverán a hacerlo. La magia había dejado de reinar.

¿Qué tiene que ver esto contigo? La mecánica clásica que inventó Newton para comprender el movimiento de los planetas —además de por qué caen las manzanas de los árboles— puede aplicarse también al mundo de lo microscópico, a distancias tan minúsculas como la milmillonésima parte de un metro (un nanómetro), a partir de la cual toma el relevo la mecánica cuántica. Como las moléculas y las células de tu cuerpo son mayores de un nanómetro, se puede usar la mecánica clásica para describir y predecir cómo se mueven e interactúan, lo cual es esencial para interpretar y explicar quién eres a nivel molecular. Pero el trabajo de Newton va mucho más allá. Para cuando murió, en 1727, teníamos la absoluta certeza de poder comprender los fenómenos naturales midiéndolos primero con exactitud, construyendo luego un modelo matemático teórico acorde con esas observaciones y finalmente realizando experimentos para poner a prueba otras predicciones de la teoría y comprobar si en general estamos en lo cierto. Este método es el proceso de descubrimiento más fértil que el mundo ha conocido.

Antonie van Leeuwenhoek fue contemporáneo de Newton, aunque no se conocieron. Nació en Holanda en 1632 y fue el primero en demostrar que, aunque imagines que eres un todo continuo, lo que hay de hecho son muchos pedacitos de ti. Leeuwenhoek construyó microscopios muy potentes, capaces de amplificar hasta quinientas veces la imagen, que le permitieron ver células individualizadas. En una serie de informes que presentó a la Royal Society de Londres, describía por primera vez el mundo microscópico, que incluía las células bacterianas que descubrió en todos los cuerpos acuosos que examinó, las bacterias que encontró en su boca y sus heces, las células sanguíneas que detectó en los vasos sanguíneos, las células seminales que halló en «la eyaculación reciente de un hombre sano», los grupos organizados de células que descubrió en un músculo, etcétera. Los descubrimientos de Leeuwenhoek pusieron de manifiesto que, para entender quién eres, antes es necesario comprender lo que ocurre en las células que constituyen el ser que eres.

¿Y qué ocurre realmente en las células que te constituyen? Los pasos iniciales para responder a esta pregunta los dio otro Antonio, en este caso francés, Antoine Lavoisier, que nació en 1743 en París, donde permaneció toda su vida. A Lavoisier le interesaba saber por qué ardían las cosas y por qué se necesita aire para que ardan. Mediante una serie de experimentos que significaron el comienzo de la química moderna, determinó que, cuando algo arde, un componente del aire se consume y produce dióxido de carbono. El componente que se consume es lo que hoy conocemos como oxígeno, de ahí que muchas veces el proceso de combustión se denomine oxidación. Y Lavoisier mostró luego, en un experimento admirablemente intuitivo, que cuando un animal respira produce exactamente la misma cantidad de calor por cantidad de oxígeno consumido y cantidad de dióxido de carbono producido que cualquier otro proceso de combustión.

Así nació la idea de que en nuestro cuerpo tiene lugar un proceso constante de combustión lenta, u oxidación, en el que los alimentos que ingerimos son el combustible que quemamos. Este descubrimiento explicó por qué el cuerpo está caliente y dio lugar al posterior descubrimiento de que la oxidación proporciona la energía para el movimiento, el pensamiento y la vista, es decir, para todas las funciones corporales. La contribución de Lavoisier a la comprensión de quiénes somos fue incalculable; pero tuvo la mala suerte de ser un hombre influyente y acaudalado en el París de la época de la Revolución francesa. Fue guillotinado en 1794, tras ser condenado por acusaciones falsas de corrupción. Se le exculpó de los cargos un año después, pero entonces era ya demasiado tarde.

A Lavoisier le siguió otro gran gigante en la evolución de la química: John Dalton, que concibió la teoría atómica y la noción de que los elementos se combinan y forman moléculas que constan de proporciones fijas de esos elementos, para crear líquidos, como el agua, y gases, como el dióxido de carbono. Dalton nació en 1766 en Inglaterra y pasó la mayor parte de su vida en Manchester, donde murió en 1844, justo después de que se erigiera una estatua en su honor en la plaza del ayuntamiento. Del trabajo combinado de Lavoisier y Dalton nació la química moderna, y dentro de ella la bioquímica, que describe cómo funcionan en el interior de las células las moléculas biológicas, y entre ellas las proteínas codificadas por el ADN.

Charles Darwin fue también de vital importancia en la aventura por entender de qué estamos hechos. Nació en 1809, y en el curso de una vida consiguió establecer la realidad fundamental de que los seres humanos y otras formas de vida están relacionados entre sí por un despiadado proceso de selección llamado evolución, en el que solo las especies más adaptadas al medio sobreviven. El concepto de la supervivencia del más apto impregna todo lo que te constituye: cada molécula de tu cuerpo ha evolucionado a lo largo de miles de años para funcionar lo mejor posible y garantizar que las especies que te precedieron sobrevivirían. Mecanismos que fueron perfeccionándose a lo largo de cuatro mil millones de años de evolución en especies como las bacterias, las esponjas, los gusanos, los peces y los vertebrados están adaptados en tu cuerpo de muchas más formas de las que podrías imaginar. Por ejemplo, cada célula de tu cuerpo contiene pequeños orgánulos llamados mitocondrias que le procuran el combustible que necesita. Las mitocondrias realizan el proceso de oxidación que identificó por primera vez Lavoisier y producen unas moléculas llamadas trifosfato de adenosina (TFA) por la combustión de moléculas derivadas de los alimentos que ingieres. Y, a su vez, dicho TFA proporciona energía al organismo para funcionar. Las mitocondrias son descendientes directas de una bacteria aparecida en una etapa de evolución muy temprana y que se adaptó a vivir de manera simbiótica en células que fueron las precursoras de las que constituyen tu cuerpo. Sin mitocondrias, no podríamos existir.

La facultad de ver depende de la evolución de proteínas capaces de detectar la luz. La vista evolucionó durante un período relativamente corto del tiempo evolutivo (cuatrocientos mil años) a partir de unas proteínas primordiales sensibles a la luz que les permitían a los organismos unicelulares orientarse hacia el sol. Cuando posteriores versiones de estas proteínas se incorporaron de un modo u otro a los animales, para que pudieran ver, los organismos que no veían se convirtieron en pasto para los que sí lo hacían.

A Charles Darwin no le habría venido mal un poco de medicina personalizada. La lista de enfermedades que lo torturaron durante toda su vida es interminable; incluía «malestar general, vértigo, mareos, espasmos y temblores musculares, vómitos, retortijones y cólicos, hinchazón intestinal y gases nocturnos, dolores de cabeza, alteraciones de la vista, cansancio agudo, agotamiento nervioso, disnea, problemas cutáneos como ampollas o llagas por todo el cuero cabelludo y eccema, llanto, ansiedad, sensación de muerte inminente y pérdida de conciencia, desmayos, taquicardias, insomnio, acúfeno y depresión».[2] Se cuenta que sufría una flatulencia incontrolable que lo obligaba a retirarse a su estudio durante al menos una hora después de la cena.

A pesar de todo, fue uno de los gigantes, a la altura de Newton y Galileo, en la batalla contra el pensamiento mágico. Su teoría de la evolución nos ha permitido descubrir cómo estamos hechos, mediante el análisis de organismos más simples, como hongos, moscas o ratones, para ver qué los hace —y te hace— funcionar. Su trabajo ha dado lugar al descubrimiento de que el ADN es el mecanismo molecular por el que la información biológica pasa de generación en generación, al descubrimiento y caracterización de versiones tempranas de las células y moléculas de que estamos hechos y al descubrimiento y desarrollo de todos los medios de que disponemos para tratar la enfermedad.

Paralelamente a las proezas de Leeuwenhoek, Lavoisier, Dalton y Darwin en la comprensión del mundo biológico, se estaba progresando también en la comprensión del mundo físico, partiendo una vez más del paradigma que estableció Newton. Un importante ejemplo es la electricidad, que no solo es de importancia capital para nuestra civilización, sino que es vital también para cada instrumento que nos permite describir tus particularidades e interpretar la ingente cantidad de información resultante. Dos científicos pioneros a los que les debemos el poder hacer uso de la electricidad fueron Michael Faraday y James Maxwell. Faraday descubrió que las corrientes eléctricas estaban asociadas con campos magnéticos. Fue él quien creó el primer motor eléctrico al demostrar que un campo eléctrico cambiante podía ejercer una fuerza sobre un imán situado en ese campo y propuso la hipótesis de que los imanes (y los cables que transportaran corrientes eléctricas) tenían asociados a ellos campos invisibles, a los que denominó líneas de fuerza.

Maxwell, que nació en Edimburgo en 1831, fue, a nivel intelectual, descendiente directo de Newton en cuanto a que, además de intentar entender los fenómenos naturales, fue también uno de los mejores matemáticos de su época. Inventó las nuevas matemáticas necesarias para entender la relación entre magnetismo y electricidad, demostró que las líneas de fuerza de Faraday tenían una realidad tangible que podía modelarse teóricamente y desarrolló las que se conocen como leyes de Maxwell, que dieron una explicación, aún vigente, del comportamiento electromagnético y nos han permitido generar y transmitir electricidad y utilizarla en todos los aparatos electrónicos con los que estamos tan familiarizados hoy en día. Su trabajo conduciría asimismo a la transmisión inalámbrica de información, es decir, tanto a la radio o la televisión como a la conexión inalámbrica que utiliza tu teléfono móvil. Maxwell tenía solo cuarenta y ocho años cuando murió, pero, como Newton, cambió el mundo, al hacer que la curiosidad por la electricidad estática o el dramatismo de las tormentas eléctricas dieran paso a la electricidad como fuerza que se podía entender, aprovechar y utilizar. Además de hacer posibles las máquinas que empleamos para caracterizar todas las moléculas que te constituyen, las ecuaciones de Maxwell sirven también para comprender las corrientes eléctricas que utilizan los nervios de tu cuerpo para hacer que tus manos se muevan a voluntad, que tu corazón lata o que tu cerebro piense.

Hay otra importante corriente de trabajo intelectual que nos ha llevado a una mayor comprensión de nuestro yo molecular, y es la tecnología, o aplicación de la ciencia para producir objetos de uso práctico. Galileo y Newton desarrollaron la tecnología puliendo lentes y construyendo telescopios para poder examinar los cielos con detalle y comprobar si sus teorías eran compatibles con lo que observaban. La creación de instrumentos cada vez más sofisticados para investigar los fenómenos naturales se ha convertido en una tradición muy arraigada en la ciencia, sobre todo en la física, y ha dado lugar a todas y cada una de las máquinas que utilizamos hoy en día. La tecnología recibió un impulso definitivo cuando Maxwell descubrió cómo «domesticar» la electricidad, y ha seguido progresando desde entonces hasta acabar por definir nuestra civilización.

Pero ¿por qué es relevante el desarrollo tecnológico para la medicina personalizada? La respuesta son los ordenadores que usamos para obtener y descifrar la información molecular que te describe, las máquinas que empleamos para visualizar lo que ocurre en tu interior y las formas en que podemos transmitir información sobre ti.

Sin ordenadores, la noción de medicina molecular no existiría. Son necesarios en todos los pasos del proceso, desde controlar el instrumental necesario para descifrar tu ADN, por ejemplo, hasta almacenar la cantidad inmensa de datos que obtenemos al analizar a nivel molecular el ADN, las proteínas y otras moléculas biológicas y estudiar todos estos datos para poder usarlos en beneficio tuyo. Sin embargo, no siempre hemos tenido ordenadores. ¿Cómo nacieron y han llegado a ser lo que son? Las elucubraciones de Charles Babbage y la genialidad de Alan Turing tienen mucho que ver con ello. Babbage nació en Londres en 1791, y se le considera el «padre de la computadora», aunque creara un solo modelo operativo y este fuera muy limitado. Le interesaban toda clase de disciplinas, y fue así matemático, filósofo, astrónomo, economista, inventor, teólogo, criptógrafo e ingeniero. Escribió también una diversidad de artículos para consumo popular sobre «alteraciones del orden público»: desde la naturaleza estridente de la música callejera hasta la embriaguez de mujeres y muchachos como causa de la rotura de cristales. Obviamente, muchos temas, y mucha gente, le preocupaban a Babbage.

Y uno que le preocupaba en particular era que las tablas matemáticas necesarias para la navegación, el pronóstico de las mareas o la computación estaban llenas de errores, debido a que los números provenían de «computadores» que en aquel tiempo eran seres humanos. A Babbage se le ocurrió que una manera de eliminar dichos errores sería que las tablas las generaran máquinas diseñadas con ese fin, y emprendió la tarea de diseñar un instrumento de tales características, poniendo en práctica sus considerables conocimientos de ingeniería. El resultado fue la «máquina diferencial» —una computadora mecánica que constaba de quince mil piezas y pesaba diez toneladas—. Lo cierto es que la máquina diferencial no llegó a construirse en vida de Babbage, pero se completó alrededor de ciento cincuenta años más tarde siguiendo sus planes originales... y funcionaba.

Turing, que nació en 1912 en Londres, tuvo una enorme influencia en el diseño de las computadoras. En 1935, publicó un artículo científico que demostraba que cualquier computación que pudiera reducirse a una serie de instrucciones podía llevarla a cabo una computadora, que a continuación se llamó máquina de Turing. También influyó decisivamente en la victoria aliada de la Segunda Guerra Mundial con su diseño de las primeras computadoras mecánicas, que descifraron los criptogramas alemanes y permitieron así a los británicos leer las transmisiones del ejército y las fuerzas navales y aéreas germanas. Alan Turing y otros criptógrafos trabajaban en Bletchley Park, al norte de Londres. Como diría luego Winston Churchill, Bletchley Park fue «la gallina de los huevos de oro... y nunca cacareó».

Turing no recibió demasiado agradecimiento por su portentosa contribución. Era homosexual, por lo cual fue detenido en 1952 acusado de atentar contra la moral pública. Le fueron revocados los privilegios que lo protegían y se presentaron cargos contra él. Se le dio a elegir entre la cárcel o la castración química, y eligió la castración. Se suicidó en 1954. El Gobierno británico le presentó una disculpa oficial en 2009, pero como en el caso de Antoine Lavoisier, era ya demasiado tarde.

La máquina que ingenió y construyó Alan Turing fue la precursora de los ordenadores que usamos hoy en día. Estos, por supuesto, son mucho más potentes, mucho más compactos, mucho más fáciles de usar, mucho más baratos y mucho más personales. ¿Cómo se ha llegado a esto? Es aquí donde entramos en la microtecnología y la nanotecnología, y podemos empezar a ver cómo convergen la tecnología magistralmente diseñada de la naturaleza (las moléculas y nanomáquinas que te constituyen), que es producto de las fuerzas evolutivas, y la tecnología que nace de los hallazgos de Newton, Maxwell y Darwin. Tanto la tecnología natural como la creada por el ser humano tienen como objetivo el perfeccionamiento de la maquinaria que funciona en el mundo de lo minúsculo.

Es importante que empecemos a pensar en términos del «mundo de lo minúsculo». Resulta fundamental comprender cómo ha evolucionado la tecnología hasta producir todos los aparatos que vemos a nuestro alrededor, sobre todo aquellos que utilizamos para almacenar y procesar datos sobre ti. Es también esencial para comprender quién eres, puesto que tu ser está constituido por un número enorme de nanomáquinas exquisitamente diseñadas. Los ordenadores que creamos son de tamaño cada vez más pequeño porque cada vez conseguimos embutir más y más funciones en un espacio cada vez menor. Esta tendencia la predijo ya Richard Feynman en 1959, cuando dio una conferencia que marcó el comienzo de la era de la información. La conferencia se titulaba «Aún queda mucho sitio en el fondo», un título genial para una percepción muy perspicaz de las profundidades de la naturaleza. Feynman fue uno de los pensadores más influyentes del siglo XX. Tuvo un papel decisivo en el Proyecto Manhattan, que desarrolló la primera bomba atómica, y ganó el Premio Nobel en 1965 por sus trabajos sobre la teoría cuántica. Sus colegas físicos lo reverenciaban por sus admirables facultades computacionales y su manera única de resolver problemas. Cuando se le preguntó a un colega suyo cómo resolvía Feynman los problemas, contestó: «Bueno, se concentra mucho, muchísimo, y a continuación da la respuesta». Era una persona poco común; sus pasatiempos favoritos eran conseguir abrir cajas fuertes y tocar los bongos, y la atmósfera de los bares de estriptis le resultaba la más propicia para pensar con claridad y creatividad.

Feynman aseguró que se podían almacenar y analizar cantidades enormes de información en aparatos muy pequeños. Con una sencilla serie de cálculos, demostró que, sin quebrantar ninguna de las leyes de la naturaleza, debía de ser posible almacenar el contenido completo de la Biblioteca del Congreso, junto con las direcciones que indicaran dónde estaba almacenada toda esa información, en una partícula más pequeña que una mota de polvo. Los ordenadores y los teléfonos móviles que usamos en la actualidad son ejemplo de lo lejos que hemos llegado en la materialización de esta meta: comparado con las primeras computadoras, por ejemplo Colossus –construida en 1944 y que tenía el volumen de un despacho de tamaño medio–, el ordenador portátil de hoy en día es al menos mil millones de veces más potente. Y todavía nos queda un largo camino hasta alcanzar los límites que calculó Feynman.

La clave para la fabricación de computadoras más pequeñas fue la invención del transistor. Hasta 1950, la única manera de controlar las corrientes eléctricas para hacer aparatos como las radios o los televisores era utilizando válvulas de vacío que contenían circuitos eléctricos que regulaban la circulación de la electricidad dentro de la válvula. Estas válvulas de cristal era grandes, del tamaño de un vaso de chupito o mayores, y se necesitaban muchas, por lo cual el resultado eran máquinas computadoras del tamaño de Colossus, que requerían una cantidad de energía enorme. William Shockley, en colaboración con John Bardeen y Walter Brattain, inventó en 1947 el transistor, que lo cambió todo. Shockley demostró también que los genios no están necesariamente «iluminados»: era un hombre de ideología inequívocamente fanática. Creía, por ejemplo, que la raza humana se estaba degradando porque la gente más pobre, con facultades intelectuales limitadas, tenía demasiados hijos. El transistor, no obstante, fue una contribución importantísima. Un transistor se puede configurar para que permanezca en estado «encendido» (que permite pasar la corriente) o en estado «apagado» (la corriente no puede pasar), y es por tanto ideal para almacenar información en el sistema binario (ceros o unos) que utilizan todos los ordenadores hoy en día. Además, el componente principal de los transistores es el silicio, también llamado arena, y esto reduce mucho los costes. Por último, los circuitos que componen el transistor pueden miniaturizarse a fin de poder almacenar cantidades ingentes de información y potencia de procesamiento en un espacio muy reducido.

El primer transistor era muy grande según los criterios actuales —más o menos del tamaño de un sello de correos—. En nuestros días, un solo transistor puede ser más de mil veces menor. Uniendo varios transistores de la manera adecuada, se pueden conseguir las funciones de un circuito completo, y uniendo muchos de estos circuitos para que actúen como una sola entidad física, se pueden crear circuitos integrados que ejecuten funciones específicas (detección de ondas de radio, amplificación, almacenamiento de datos, etcétera). Lo interesante es que la escala de longitud del sistema de los circuitos integrados actuales se aproxima a la escala de longitud de la maquinaria presente en las células de tu cuerpo, que opera a proporciones nanométricas. En 1990, los componentes más minúsculos de un circuito medían 500 nanómetros, que se habían reducido a 45 para 2010 y que en la actualidad se acercan a los 10 nanómetros. No estamos ni siquiera cerca de igualar la complejidad de la nanotecnología biológica, que se ha perfeccionado a lo largo de miles de millones de años de evolución, pero nos vamos acercando.

Así pues, el trabajo de Newton dio pie a los descubrimientos de Maxwell, el transistor de Shockley y las predicciones de Feynman, que a su vez les abrieron camino a Bill Gates, Steve Jobs y los ordenadores, los móviles inteligentes y otros artilugios que conocemos y que tanto nos gustan. Gracias a esta progresión, ahora tenemos cómo almacenar y analizar cantidades enormes de información. Y Lavoisier, Dalton y Darwin sentaron los fundamentos para la bioquímica moderna, y por tanto para una comprensión cada vez mayor de los organismos vivos.

De todos modos, ¿cómo hemos llegado a encontrar formas de detectar, cuantificar y definir todas las moléculas que te constituyen? Ha sido aplicando toda la tecnología que el ser humano ha desarrollado hasta hoy: para crear desde ordenadores hasta teléfonos móviles inteligentes, pasando por los coches que conducimos o las películas que vemos. Esta tecnología es ahora lo bastante avanzada como para que gracias a ella podamos descifrarte a nivel molecular.

La aplicación de la tecnología a la biología empezó a paso lento pero ha ido aumentando a toda velocidad. Aunque encontramos un primer ejemplo de tecnología aplicada en los microscopios que inventó Leeuwenhoek, su alcance no se hizo de verdad patente hasta que Wilhelm Röntgen descubrió los rayos X en 1895. Este descubrimiento significó un avance en muchos sentidos, dos de los cuales son esenciales para la medicina personalizada. En primer lugar, los rayos X ofrecían la posibilidad de mirar a una persona por dentro, como demostró Röntgen. La primera fotografía de rayos X que se haya realizado fue la de la mano de su esposa, que al ver la estructura esquelética exclamó: «¡He visto mi muerte!». Hoy en día, nos parece normal que se puedan mostrar imágenes del interior del cuerpo, pero hasta 1900 era imposible. Los aparatos de rayos X se han usado para todo; hay incluso zapaterías que los emplean para ver cómo encaja el pie dentro del zapato –que obviamente no es la aplicación más inspirada que se les puede dar–. En la actualidad contamos con toda clase de procedimientos para observar el interior del cuerpo, entre ellos lo que se denomina tomografía axial computarizada (TAC), que utiliza un sofisticado equipo de rayos X para obtener una visión tridimensional detallada de huesos, tejidos y posibles tumores que haya en el cuerpo; la resonancia magnética (IRM), con la que se obtienen imágenes de excelente resolución de los tejidos blandos, por ejemplo el cerebro, y las imágenes por ultrasonido, que te permiten ver al bebé que esperas antes de que nazca.

El segundo sentido en el que los rayos X son de vital importancia para la medicina personalizada es que pueden usarse para determinar la estructura de las moléculas que te constituyen. Linus Pauling, una de las cuatro personas que hasta el día de hoy han recibido dos premios Nobel, fue el primero en desarrollar esta aplicación. Pauling fue nombrado catedrático del Instituto de Tecnología de California en 1927 y era un erudito que destacaba en todo lo que hacía, aunque quizá se excediera al ponderar los beneficios de la vitamina C, que proponía como cura para el cáncer lo mismo que para el resfriado común. No solo utilizó la mecánica cuántica para comprender cómo se unían entre sí los átomos de una molécula, sino que se propuso desarrollar el uso de las técnicas de rayos X para comprender la estructura de las proteínas que constituyen el cuerpo. Durante la investigación, fue el primero en identificar la raíz de una enfermedad genética: la anemia de células falciformes o drepanocítica. Vio que la estructura de la hemoglobina en quienes padecen esta enfermedad es ligeramente distinta de la que presenta la hemoglobina normal. Posteriormente pudo relacionar esta anomalía con una diferencia en el gen de la hemoglobina en estas personas, que se traduce en una diferencia de uno de los aminoácidos que la componen. Esto produce una molécula de hemoglobina que tiende a cristalizar en los glóbulos rojos, obligándolos a adoptar forma de hoz, lo cual tiene muchas consecuencias poco agradables, como, por ejemplo, la propensión a sufrir una embolia y al priapismo, es decir, a una erección continua del miembro viril.

Entender que una diferencia en la estructura de las proteínas, resultante de una mutación en el ADN, puede originar una enfermedad es esencial para darnos cuenta de la importancia que tiene un enfoque personalizado de la medicina. La estructura de las proteínas determina en qué te diferencias del resto de la gente. Si se introduce en tu genoma una mutación que altere ligeramente la estructura de una proteína, la consecuencia pueden ser graves enfermedades genéticas. Por ejemplo, el ADN de las personas que padecen fibrosis quística presenta mutaciones que se traducen en la ausencia de algunos componentes —y por tanto una estructura ineficaz— de la proteína que transporta los iones de cloro a través de las membranas celulares. Esto da lugar al sabor salado de la piel, la acumulación de mucosidad en los pulmones y otros problemas de mayor gravedad. Una persona de cada doscientas presenta mutaciones genéticas que se traducen en defectos estructurales de las proteínas que bombean los iones a través de las membranas de las células cardíacas,[3] haciendo que el latido del corazón sea irregular. A veces la primera señal de que se padece una de estas mutaciones es la muerte súbita, así que es importante que sepas si tienes ese gen, antes de que te mueras a los diecinueve años tras una sesión intensiva en la cancha de baloncesto.

La tecnología de los rayos X les permitió también a James Watson y Francis Crick (con la considerable colaboración de Maurice Wilkins y Rosalind Franklin) descubrir la molécula de ADN, que reveló la icónica estructura de la doble hélice. Este logro fue la culminación de los descubrimientos de Darwin y de la tecnología que había sido posible gracias a Newton y abrió camino para los siguientes cincuenta años de investigaciones que darían lugar a los comienzos de la medicina personalizada. En un estudio publicado en 1954, Watson y Crick explicaban que la estructura del ADN se traducía en un método lógico por el cual la secuencia de las cuatro «bases» que constituía el ADN podía codificar las proteínas que realizan todo el trabajo en el cuerpo. Durante la celebración de este descubrimiento en el Eagle Pub de Cambridge, se dice que Crick exclamó: «¡Hemos descubierto el secreto de la vida!». Y estaba en lo cierto. Ahora bien, para que esto te sea de alguna relevancia concretamente a ti, es decir, para desentrañar los secretos de tu genoma, se precisan métodos que determinen la secuencia de tu ADN y de las proteínas que codifica.

La secuenciación se inició gracias a la genialidad de Fred Sanger, que trabajó en Cambridge toda su vida profesional, primero en el departamento de bioquímica de la Universidad de Cambridge y luego en el laboratorio de biología molecular del Medical Research Council. Su excelencia, como podría decirse de la mayoría de los genios, estuvo en reconocer lo obvio. En su caso, lo obvio era que si las proteínas realizan todo el trabajo y si la estructura de las proteínas determina cómo lo realizan, era muy importante encontrar el modo de descubrir la secuencia de las proteínas para poder entender la composición molecular que determina su estructura y, por consiguiente, su funcionamiento. Tras resolver el enigma y recibir un Premio Nobel, se dio cuenta de la siguiente obviedad: pensó que si la secuencia de las proteínas está determinada por la secuencia del ADN que las codifica, era muy importante secuenciar asimismo el ADN. De modo que lo hizo también y recibió un segundo Premio Nobel. Así nació la ciencia de la secuenciación, que ha tenido un desarrollo increíble, cada vez más rápido, en los últimos veinte años. En el año 2000, costó una década y tres billones de dólares completar la primera secuenciación de un genoma humano. Ahora solo se necesitan mil dólares y uno o dos días de trabajo.[4]

Las posibilidades de medir todo lo demás han aumentado a la misma velocidad. La sangre contiene miles de proteínas –probablemente más de diez mil–. Muchas de ellas se originan en el cerebro, el corazón y otros órganos corporales, y determinar el nivel de dichas proteínas en la sangre debería poder establecer la salud del órgano del que provienen. En la actualidad puede utilizarse una técnica llamada espectrometría de masas para determinar con rapidez los niveles de cientos de proteínas distintas presentes en una gota de sangre. Las mismas técnicas de secuenciación utilizadas para decodificar tu genoma pueden aplicarse para identificar las diferentes bacterias que haya en tu cuerpo; es decir, una rápida secuenciación del ADN bacteriano precisará qué bacterias están presentes. Estos son los avances fundamentales que han dado lugar a la medicina personalizada: de repente, podemos identificar y definir de qué estás hecho, a nivel molecular, por primera vez en la historia humana. Contenidos en medio de toda esta información, hay unos «biomarcadores» que emiten un diagnóstico de todos los aspectos de tu ser, incluidos el riesgo que tienes de enfermar, qué enfermedades podrías tener en este momento y a cuáles podrías ser proclive.

Pronto, en un plazo de cinco años o posiblemente menos, todas estas pruebas estarán al alcance del consumidor para su adquisición y uso. Es probable que cada perfil molecular cueste menos de 100 dólares, y por ese importe tendrás datos de ti más fiables que los que nadie haya tenido jamás. Bien interpretados, estos datos te proporcionarán información precisa sobre la posible causa de cualquier dolencia, además de indicaciones bastante fiables de cómo corregirla. El pensamiento mágico habrá dejado de reinar para siempre.

3 TU YO MOLECULAR

Como resultado de los trabajos de Newton, Maxwell, Darwin y un sinfín de científicos y profesionales de la medicina, es mucho lo que ahora podemos cuantificar de nosotros mismos, no solo a nivel de órganos como el corazón o los pulmones, y ni siquiera a nivel de las células que constituyen los órganos y los tejidos de nuestro cuerpo, sino a nivel de las moléculas que constituyen nuestras células y que son los determinantes más elementales de nuestra identidad. Es este asombroso avance lo que alienta la revolución de la medicina personalizada.

Tener información de ti a nivel molecular va a cambiarte la vida; porque tienes un problema fundamental: cuando naciste, se te dio un cuerpo prodigioso, posiblemente el organismo más complejo del planeta, pero no iba acompañado de un manual de instrucciones. Empleando un coche como metáfora, no se te dieron demasiados instrumentos para monitorizar si el funcionamiento de tu cuerpo es el debido, ni se te ofreció ninguna información sobre cuál es el combustible más apropiado para él, si debería ser de clase *premium* o regular, o si se puede usar etanol como aditivo. Parece ser que a muchos nos sienta bastante bien el etanol, también llamado alcohol, pero a otros no tanto. No se te proporcionó ningún indicador luminoso de alarma, que te advierta de que se está incubando una enfermedad potencialmente mortal en alguna parte de tu organismo ni de que se ha producido un desajuste del sistema inmunitario, ni de que cierto comportamiento o la exposición a cierto tipo de entorno puede generarte artritis en el futuro. No tienes ninguna clase de instrumental que te indique si esos cambios de estilo de vida que decides hacer para mejorar la salud funcionan en realidad y, por lo general, no tienes demasiada seguridad de que la medicación que tomas para librarte de esos achaques y dolores esté haciéndote el efecto que supuestamente debería hacer.

Además de la falta de un manual de instrucciones, tienes otro problema, posiblemente más sustancial todavía. La evolución, que ha dado lugar al cuerpo exquisitamente diseñado en el que vives, no cuida de ti. Una vez que naces, se te abandona a tu suerte. Si tienes montones de descendientes que sobreviven, tu código genético sobrevivirá y prosperará, pero una vez que hayas dejado atrás la edad fértil, a la evolución ya no le sirve de nada el resto de ti, y poco a poco tu cuerpo va deteriorándose y muere. Así que no solo necesitas un manual de instrucciones, sino que además necesitas comprender cómo se te hizo de entrada, para poder combatir ese inevitable declive.

La medicina personalizada, basada en tu configuración molecular, te proporcionará un manual un poco intimidador. Contendrá información que quizá preferirías no recibir, pero que necesitas de verdad tener en cuenta para mantener la salud y evitar la enfermedad. Y si se combina con la capacidad cada vez más perfeccionada para diseñar y crear sistemas biológicos, los datos que te proporcionará esa información podrían traducirse en la posibilidad de arreglar lo que no funcione de ti —tu manual de reparaciones personalizado— manipulándote a nivel celular y molecular. Será, con mucho, lo más valioso que tendrás jamás.

¿Cómo haremos que tu manual personalizado de instrucciones sea una realidad? El primer paso es hacer inventario de las moléculas que te constituyen. A la suma total de toda esa información la podemos llamar tu «yo molecular». El segundo paso es almacenar toda esa información molecular en formato digital. El conjunto de datos resultante constituye tu «yo digital». La versión digital de ti será una cantidad impresionante de datos, pero que no te servirán de mucho a menos que puedas usarla para responder a las preguntas que tengas sobre ti. De modo que el último paso para conseguir tu manual personalizado de instrucciones será ingeniar métodos computarizados para interrogar a tu yo digital a fin de obtener respuestas concluyentes a las preguntas importantes que te puedan surgir.

¿A qué preguntas podrá responder tu manual personalizado? Como veremos, cuando esté plenamente operativo, responderá a muchas más preguntas de lo que creerías

LA REVOLUCIÓN DE LA MEDICINA PERSONALIZADA

posible. Si no te encuentras bien, podrás preguntarle qué te sucede y cuál sería el mejor tratamiento. Podrás averiguar qué fármaco será el más eficaz para tratar cualquier trastorno que tengas, y si aparecerán efectos secundarios adversos. Obtendrás respuestas sobre qué dieta podría beneficiarte más y qué alimentos deberías evitar. Podrás averiguar si el medicamento que tomas o el cambio de estilo de vida que acabas de hacer es efectivo. Te informará del riesgo que corres de padecer ciertas enfermedades y recibirás un aviso en cuanto empiece a incubarse una enfermedad en alguna parte de tu cuerpo, mucho antes de que ponga en peligro tu vida.

Las versiones iniciales de tu yo digital contendrán cuatro categorías de información molecular, a las que se irán añadiendo más categorías con el tiempo. La primera será el genoma: la información molecular que se cuantificará y almacenará será la secuencia de tu genoma, que contiene el proyecto de tu ser físico. Dicho genoma se puede obtener prácticamente de cualquier célula de tu cuerpo, puesto que todas contienen la misma secuencia de ADN. La segunda será el proteoma. Las evaluaciones iniciales de tu proteoma probablemente conlleven determinar los niveles de cien proteínas o más presentes en la sangre, lo cual debería bastar para tener de inmediato una instantánea de tu salud. La tercera será tu metaboloma. La evaluación de cien o más metabolitos de la sangre nos dará pistas sobre cómo le sienta a tu cuerpo la dieta que sigues, y puede asimismo diagnosticar cualquier enfermedad. Por último, tendremos que cuantificar tu microbioma, es decir, las bacterias y otros microorganismos que viven en tu cuerpo y a costa de tu cuerpo. En este caso, la detección de unos centenares de bacterias presentes en las heces nos proporcionarán un diagnóstico fundamental e información terapéutica, principalmente sobre el origen de un trastorno inmunitario y sobre cómo tratarlo.

Para entender la clase de información que proporcionará la versión digital de ti, y las pistas que dará sobre cómo arreglar cualquier disfunción que tengas, necesitarás conocer ligeramente la biología de tu cuerpo, los procesos que tienen lugar en tu interior y que te hacen el fascinante organismo que eres. Empecemos por las células, esos minúsculos pedacitos de ti que Leeuwenhoek fue el primero en observar. Tienes muchísimas células en el cuerpo, aproximadamente treinta billones, cada una de ellas con un diámetro medio de diez micras, o diez millonésimas partes de un metro. Para que te hagas una idea de lo pequeña que es una micra, el grosor de las líneas con que están formadas las letras que tienes delante ahora mientras lees es de unas cien micras. Esto significa que cabrían diez células en una línea de grosor suficiente como para que la letra de la que forma parte sea lo bastante grande para poder leerla. Pero el viaje hacia lo microscópico no acaba aquí. Cada célula de tu cuerpo contiene muchísimas partículas aún más minúsculas. Algunas de ellas son mil veces más pequeñas que una célula.

Para definir el tamaño de estos componentes, tenemos que usar como medida el nanómetro. Hay mil nanómetros en una micra. Por suerte, no necesitamos medir nada más pequeño que esto, o tendríamos que usar la mecánica cuántica para entender cómo estamos hechos. Cada célula contiene un núcleo que mide aproximadamente cien nanómetros de diámetro. Y el núcleo contiene tu genoma, es decir, tu ácido desoxirribonucleico, o ADN —el material genético que codifica las proteínas que dan forma y estructura a las células que constituyen tu cuerpo–, envuelto en veintitrés pares de hebras llamados cromosomas. El ADN está compuesto por cuatro moléculas –guanina (G), citosina (C), adenina (A) y timina (T)–, que se conocen como «bases nitrogenadas» y están unidas entre sí formando largas cadenas. Cada una de estas cadenas está asociada con otra cadena «complementaria» con la que forma la icónica estructura de doble hélice que identificaron por primera vez Watson y Crick y que tiene una secuencia de bases que es complementaria de la secuencia de la primera, es decir, todas las bases G están situadas frente a (o sea, emparejadas con) las C, y todas las bases A están emparejadas con las T, y viceversa.

Aproximadamente el 99,9% de los tres mil millones de pares de bases nitrogenadas que hay en tu genoma son los mismos que en cualquier otro miembro de la raza humana. Todo lo que te diferencia –los rasgos que te hacen un ser humano único– está codificado en solo el 0,1% de tu ADN. Pero además a ese 0,1% de tu genoma le corresponden tres millones de pares de bases, lo cual significa que son posibles infinidad de diferencias genéticas. Entre ellas, hay alrededor de sesenta mutaciones originales –cambios en la secuencia de las bases de tu ADN– que nunca han existido en ninguna persona anterior a ti. Eres realmente un mutante. Todas estas diferencias genéticas determinan no solo que tu color de ojos y de cabello sea diferente del de otra persona, sino también si tienes más riesgo de desarrollar la enfermedad de Alzheimer o más probabilidades de sufrir un ataque al corazón. Además, todo lo que te diferencia del resto de la gente les permite a las fuerzas de la selección natural hacer su trabajo.

Si prosperas y tienes muchos descendientes que sobreviven, tu código genético se conservará y se transmitirá a las generaciones futuras.

En esta exploración de tu biología y de lo increíblemente útil que puede resultar disponer de información a nivel molecular –por ejemplo, de la secuencia de tu genoma–, si te parece vamos a empezar por el principio, por el momento en que tu madre y tu padre tuvieron (¡esperemos!) un alucinante encuentro sexual que hizo que uno de los espermatozoides de tu padre se uniera a uno de los óvulos de tu madre y esto diera lugar a un óvulo fertilizado, también denominado célula madre totipotente, de la que proceden todas las demás células de tu cuerpo. La suma total del ADN contenido en esta célula madre totipotente –la mitad del cual provino de tu madre y la otra mitad, de tu padre– es tu genoma. Y la secuencia de tu genoma es inamovible: no cambia a lo largo de la vida. Ese ADN le proporcionó a la célula madre totipotente toda la información necesaria para que se dividiera una y otra vez hasta formar finalmente tu corazón, tus brazos, piernas y todas las demás partes de tu cuerpo. Si pudiéramos comprender todas las instrucciones que están codificadas en tu genoma, podríamos hacer muchas predicciones acertadas sobre ti: el aspecto que tendrías a distintas edades, qué capacidad de razonamiento ibas a tener y también a qué enfermedades podrías ser proclive. Tu genoma ha especificado tu altura, el color de tus ojos, tu grado de coordinación, el color de tu piel..., todos los rasgos físicos que te caracterizan, mientras que el medio ha determinado los idiomas que has aprendido, en qué religión crees o no crees y cuál es el mejor equipo de fútbol del mundo en lo que a ti respecta.

Las proteínas que tu genoma codifica, es decir, para las que contiene instrucciones específicas, hacen posible que pienses, te muevas, veas o huelas. Si recibieran una dosis letal de radiación, que destruiría tu ADN, no morirías de inmediato, pero serías un muerto andante. Y la razón es que no podrías producir nuevas proteínas que reemplazaran a las que se van degradando. Todas las proteínas de tu cuerpo se renuevan con regularidad. La secuencia de bases contenida en tu ADN codifica las proteínas utilizando veinte aminoácidos que pueden agruparse en cualquier orden. Es necesaria una secuencia de tres bases para codificar un aminoácido en particular, luego si una proteína está compuesta por mil aminoácidos, se precisa un gen que conste de una cadena de tres mil bases de ADN para codificarlo. Para manufacturar la proteína codificada por el gen, la secuencia de bases de ese gen del genoma se copia primero a otra cadena de ácidos nucleicos llamada ácido ribonucleico (ARN, muy similar al ADN), que contendrá única y expresamente el código de ese gen. Este ARN «mensajero» se traduce entonces a proteína.

El proceso de formación de una proteína a partir de un gen se denomina expresión génica, y dicha expresión, lo mismo que el buen funcionamiento de la proteína que se ha producido, depende de muchos factores. La expresión génica se supedita, por ejemplo, a qué variante del gen hayas heredado de tus padres. Las variantes pueden ser dominantes o recesivas, y basta con que recibas una sola copia de una variante dominante —por ejemplo, la que determina que tengas cera húmeda en los oídos— para que este rasgo se exprese. En cambio, necesitas dos copias de una variante recesiva —la que determina que tengas en los oídos cera seca, por ejemplo— para que se exprese ese rasgo.

Hay muchos detalles que pueden malograrse en el proceso de expresión génica. Si una de las bases del ADN contenidas en el gen que se expresa es incorrecta o se omite, la proteína resultante tendrá una composición de aminoácidos diferente y tal vez defectuosa, que dará lugar a afecciones genéticas como la hipercolesterolemia familiar, la enfermedad de Huntington o la anemia de células falciformes. Los factores que rodean a la forma grave de hipercolesterolemia familiar, en la que están presentes dos variantes recesivas, es un buen ejemplo de cómo un análisis genético puede darnos una comprensión básica de una enfermedad, así como una indicación de los medicamentos apropiados para tratarla. Los individuos aquejados de hipercolesterolemia familiar grave han heredado de ambos progenitores un defecto en los genes que determinan la producción de una proteína denominada receptor de lipoproteínas de baja densidad. Las células de estas personas son incapaces de acumular lipoproteínas de baja densidad (LDL, por sus siglas en inglés), comúnmente conocidas como colesterol «malo», que transportan el colesterol desde el hígado hasta los tejidos periféricos, como son los músculos y el corazón. Como consecuencia, el nivel de LDL en sangre aumenta desorbitadamente y los depósitos de colesterol que se crean forman placas ateroscleróticas que obstruyen las arterias, impidiendo el paso de la sangre y provocando ataques al corazón. En las personas que padecen hipercolesterolemia familiar, los ataques al corazón pueden producirse a edad temprana —durante la adolescencia o en los primeros años de juventud—. Se cuentan casos de familias aquejadas de esta dolencia en que un padre y su hijo adolescente estaban jugando a practicar lucha libre y, de repente, los dos cayeron muertos por un ataque al corazón a consecuencia del agotamiento súbito.

En la década de 1970, después de que se identificara el alto nivel de colesterol en sangre como una de las causas principales de la arteriosclerosis y de la elevada tasa de ataques cardíacos, los investigadores se volcaron de inmediato en buscar formas de inhibir la producción de colesterol en el cuerpo a fin de reducir la arteriosclerosis, que era en aquellos momentos la principal causa de muerte en el mundo occidental. La investigación tuvo como resultado el descubrimiento de las estatinas, que interfieren en la producción de colesterol en el cuerpo. Desde entonces, a pesar de los efectos secundarios que pueden tener en algunas personas, las estatinas han conseguido reducir la incidencia de enfermedades cardíacas, hasta el punto de que el cáncer es hoy en día el homicida dominante en los países industrializados.

Además de las diferencias en la secuencia de ADN, hay otros modos en que puede resultar afectada la producción de proteínas. Algo en lo que es común que puedas diferenciarte de la persona que está a tu lado es en el número de copias de un determinado gen existentes en tu genoma. Estas diferencias genéticas, denominadas variaciones en el número de copias de un gen, pueden provocar cambios en el número de proteínas que se generan. Si cuentas con más copias de lo habitual de un gen que produce las proteínas encargadas de metabolizar ciertos fármacos, tendrás una respuesta distinta a ese fármaco de la que tendría una persona «normal»; esta idiosincrasia se revelará cuando se secuencie tu genoma. Las variaciones del número de copias de un gen han tenido también gran relevancia en la evolución. Los chimpancés, por ejemplo, producen solo dos copias de una proteína denominada amilasa, que está presente en la saliva y tiene un papel importante en la digestión de féculas como la de la patata o el trigo. Los seres humanos, en cambio, podemos tener hasta quince copias de amilasa, es de suponer que por una adaptación que contribuyó a que hiciéramos la transición a una dieta que incluyera alimentos feculentos.

Una proteína con una composición de aminoácidos incorrecta, ya sea a consecuencia de un gen defectuoso o de errores en la transcripción del genoma o en la traducción del ARN mensajero, es probable que no se pliegue adecuadamente y por tanto no adopte una forma funcional. Además, las proteínas «mal plegadas», o desnaturalizadas, se caracterizan por no ser solubles en agua. Un ejemplo son las proteínas desnaturalizadas que forman la nata en la superficie de la leche hervida. En tu cuerpo, las proteínas mal plegadas y no solubles pueden formar depósitos dañinos, llamados placas de amiloide, que se asocian con más de veinte dolencias graves, sobre todo de tipo neurológico, como la enfermedad de Alzheimer, la de Parkinson y la de Huntington. Las placas de amiloide intervienen también en dolencias priónicas, como la enfermedad de las vacas locas o su variante humana heredada, la enfermedad de Creutzfeldt-Jakob. Una vez que se sabe qué proteína está presente en las placas de amiloide, se pueden establecer terapias para inhibir expresamente la producción de la proteína que se deposita o formas de disolver la placa en sí.

Solo alrededor de un 2% de tu genoma contiene los veinte mil genes que codifican las proteínas que constituyen tu cuerpo. En un tiempo se pensó que el resto del genoma, o sea, las regiones «no codificantes», representaba el material genético que el ser humano había adquirido durante su evolución y que ya no le era necesario. Hubo quien, en consecuencia, llamó a estas zonas «ADN basura».[1] Pero quien tuvo la ocurrencia de darle este nombre hubiera debido pensárselo dos veces. Las fuerzas de la evolución no están, de ningún modo, por la labor de que se desperdicie la energía, y se requiere mucha energía para producir las enormes cantidades de ADN presentes en el genoma de cada célula de tu cuerpo. Lo que se ha descubierto es que al menos una parte del ADN no codificante que hay en tu genoma codifica secuencias de ARN que no están destinadas a fabricar proteínas, sino a regular la expresión de los genes mediante un proceso denominado interferencia por ARN, o iARN. Las secuencias de iARN, llamadas micro-ARN (mi-ARN), consiguen esto enlazándose a moléculas específicas de ARN mensajero (ARNm) que tengan una secuencia complementaria a la suya. Este proceso hace que el ARNm se degrade y le impide producir una proteína.

Las micro-ARN cumplen diversas funciones reguladoras de la expresión génica en tu cuerpo, sobre todo durante la generación de los órganos en la etapa embrionaria y también durante la regeneración y el envejecimiento de los tejidos. Intervienen decisivamente además en el desarrollo de las células cancerosas, y por tanto la detección de determinadas mi-ARN en la sangre puede revelar la presencia del cáncer.

Ahora bien, si todas las células que te constituyen contienen el mismo ADN genómico, ¿cómo aparecen en el cuerpo todos los distintos tipos de células especializadas? De este fenómeno se ocupa precisamente la epigenética, es decir, de cómo se regula la expresión génica para que, en determinadas células, solo una parte del ADN del genoma se traduzca a proteínas. El proceso de diferenciación —la división reiterada de células para formar los diferentes órganos que te constituyen— depende de principio a fin de un proceso meticulosamente orquestado de genes que se encienden y se apagan, hasta que el subgrupo de proteínas que una célula produce son las apropiadas para su función. Por ejemplo, las células musculares producen abundantes proteínas alargadas, de forma filamentosa, llamadas actina y miosina. Las señales transmitidas desde el cerebro pueden hacer que estas proteínas se contraigan, dando lugar al movimiento muscular. En los ojos, se producen grandes cantidades de una proteína denominada rodopsina. La rodopsina cambia de estructura cuando absorbe luz a determinadas frecuencias, y las células oculares se sirven de dicho cambio de estructura para transmitirle una señal al cerebro y que puedas ver. La diferenciación celular se atiene a unas reglas muy precisas. Está claro que no quieres que te crezcan dientes en los músculos ni que se te forme un globo ocular en el hígado.

Hay dos modos principales en que una célula puede modular la expresión génica por vía epigenética. Uno es el encendido y apagado selectivo de los genes, llamado metilación, que consiste en la modificación química del ADN genómico para impedir que un determinado gen se exprese. Como alternativa, la expresión génica se puede regular controlando que el ADN que contiene el gen esté enrollado con mayor o menor compacidad en el cromosoma con el que está asociado.

Los científicos han encontrado la manera de revertir el proceso de diferenciación de una célula para hacerla volver a las células madre indiferenciadas a partir de las cuales se formó el tejido.[2] Este hallazgo tiene una importancia sustancial para la terapéutica personalizada y es el fruto de investigaciones que han ido progresando a ritmo constante durante más de cuarenta años. En la década de 1960, se descubrió que cuando el núcleo de una célula de la piel de una rana se inyectaba en una célula de un huevo de rana a la que se le había quitado el núcleo, el huevo receptor podía producir un renacuajo normal. Esto significa que todas las regulaciones epigenéticas efectuadas sobre el ADN genómico de la célula de la piel —es decir, una célula plenamente diferenciada, y no embrionaria— se eliminaron cuando el núcleo se colocó en el medio ambiente de un huevo de rana, lo cual indica que las modificaciones químicas del ADN y lo prieto que estuviera enrollado son reversibles. Lo que fue también novedoso y alarmante es que el nuevo renacuajo al madurar se convirtió en una rana que era genéticamente idéntica a la rana de la que se había obtenido el núcleo donante.[3] Este proceso se denomina clonación, un ejemplo muy gráfico de la ciencia ficción hecha realidad.

Hasta la fecha se han clonado alrededor de veinte especies, desde el ratón hasta la mula, el caballo o el búfalo acuático. El primer mamífero que se clonó fue la oveja *Dolly*,[4] clonada en 1996 utilizando células tomadas de la ubre de la oveja donante. Como en el caso de la rana, se extrajo el núcleo de la célula donante y se colocó en una célula del óvulo de una oveja una vez extirpado su núcleo. La célula ovárica reconstituida se colocó entonces en el útero de la oveja receptora, y *Dolly* nació aproximadamente cinco meses después. Se le puso ese nombre en honor de la cantante Dolly Parton porque se la había clonado con células de ubre. ¿Quién ha dicho que los científicos no tienen sentido del humor?

Caben pocas dudas de que sería posible clonar a cualquier ser humano, y esto te incluye a ti, utilizando la tecnología de la que se dispone en la actualidad. Pero desde el punto de vista de la medicina personalizada —sin siquiera entrar en cuestiones éticas—, ¿de qué te serviría eso a ti? Tendrían que pasar años para que tu clon creciera lo suficiente como para poder donarte órganos, por ejemplo un corazón de repuesto. Aparte del hecho de que quizá no pudieras esperar tanto, es posible que para entonces tu clon no estuviera muy dispuesto a regalar partes de su cuerpo. Y es aquí donde las células madre llegan al rescate, al menos potencialmente. Comenzaste siendo una célula madre totipotente que se dividió para formar otras células que, a su vez, con el tiempo formaron todas las demás células diferenciadas que constituyen tu piel, tu corazón, tu cerebro, etcétera. Todos estos tejidos se renuevan con regularidad: tu piel se reemplaza cada dos o tres semanas; tu sangre, cada cuatro meses; tu esqueleto, cada diez años, y tu corazón, cada veinte. Esta renovación está orquestada por células madre «adultas», es decir, células que son capaces de dividirse para renovar los tejidos en los que residen.

Así que ahora contamos con una posible solución mucho menos problemática desde el punto de vista ético para renovar los órganos que empiezan a fallar. Si quieres regenerar las células de tu corazón, tienes que estimular, o reemplazar, las células madre adultas que constituyen el tejido cardíaco. Lo mismo puede decirse en el caso de los riñones o de otras células u órganos de tu cuerpo. De ahí que las células madre sean objeto de tan intensa investigación, y todos los días se hacen nuevos hallazgos.

Los científicos intentan descubrir ahora cómo crear células madre a partir de cualquier tejido, revirtiendo para ello el proceso epigenético que da lugar a las células plenamente diferenciadas y produciendo así «células madre pluripotentes inducidas». Es decir, a estas células se las podría hacer desandar todo el camino de la diferenciación a fin de producir con ellas cualquier tejido que queramos. Por ejemplo, las células de la piel teóricamente pueden reprogramarse y convertirse en células cardíacas. Desde el punto de vista de la medicina personalizada, si quieres ver, supongamos, cómo te afectarán al corazón concretamente a ti los fármacos para tratar la fibrilación atrial, en un futuro no muy lejano debería ser posible que rascaras unas pocas células del interior de tu mejilla y las hicieras reprogramar en células cardíacas, genéticamente idénticas a las del corazón. Podrías tratarlas entonces con distintos fármacos y combinaciones de fármacos para determinar cuáles serán las más apropiadas en tu caso y reducir al mínimo las posibles reacciones adversas.

El futuro que les espera a las células madre a nivel terapéutico es impresionante, dada la capacidad potencial que tienen de renovar cualquier parte de tu cuerpo. Un inconveniente es que, a medida que envejeces, disminuye la cantidad de células madre adultas que hay en tus tejidos y se debilita su capacidad para diferenciarse en células funcionales. Como consecuencia, aunque tu piel se renueve más o menos cada dos semanas, la piel nueva que se produce no es de la misma calidad que la vieja, y el resultado acaba siendo esa piel flácida y arrugada que a la gente mayor no le gusta demasiado. Si pudiéramos encontrar la manera de estimular la producción de células madre adultas en tu cuerpo, o de reprogramarlas para que se diferenciaran con más precisión, podrían reemplazar tu piel, tus huesos o tu corazón por una piel, unos huesos o un corazón más jóvenes.

Aunque quizá te parezca imposible, no subestimes el poder de las tecnologías que Newton y Darwin desataron en el mundo. Ya hay indicios de que las células madre se pueden reprogramar en los tejidos en los que se encuentran. En un experimento que hace pensar en el conde Drácula, los investigadores del Instituto de Células Madre de Harvard conectaron la circulación de un ratón joven a la de un ratón viejo cuyo corazón presentaba señales de hipertrofia, o agrandamiento, derivada de la edad y que es precursora de insuficiencia cardíaca.[5] Al cabo de cuatro semanas de recibir el aporte sanguíneo del ratón joven, el corazón del ratón viejo empezó a disminuir de tamaño y a «rejuvenecer». Una proteína, llamada GDF11, que está presente en grandes cantidades en los ratones jóvenes pero que disminuye con la edad, fue identificada como la posible causa. Y efectivamente, la inyección de esta proteína a ratones de edad avanzada produjo las mismas señales de que se había revertido el proceso de envejecimiento del corazón.

Bien, ¿en qué punto del estudio de tu yo molecular nos encontramos? Hasta ahora, hemos visto cómo tu genoma da lugar a tu proteoma y cómo la célula inicial de la que provienes puede generar todas las demás células de tu cuerpo. Pero tú eres mucho más que eso. Reza un viejo dicho que «eres lo que comes», y en sentido literal, es verdad. Las proteínas, los hidratos de carbono, las grasas, los minerales y las vitaminas que ingieres contribuyen todos a hacerte lo que eres. Una gran parte de ellos o bien se traducen a proteínas en tu cuerpo o bien tu cuerpo los utiliza para obtener energía que le sirva de combustible. El modo en que se emplean o «metabolizan» las proteínas, los hidratos de carbono y las grasas que ingieres da lugar a una ingente cantidad de moléculas en tu organismo. Estas moléculas se denominan comúnmente metabolitos.

Fíjate en lo que les sucede a las proteínas, por ejemplo las de la carne, el queso o los huevos, después de que las hayas masticado y tragado. Viajan hasta el estómago, donde reciben un baño de un fuerte ácido que las descompone en los aminoácidos que las constituyen, y de ahí pasan a los intestinos, donde se completa la desestructuración. Los aminoácidos que componen las proteínas se transportan a través del revestimiento intestinal y entran en la corriente sanguínea, donde las células del cuerpo los absorben y los convierten en las proteínas necesarias para la función celular. Todos estos aminoácidos y fragmentos de aminoácidos que llegan a la sangre se denominan metabolitos, y la suma total de los metabolitos que hay en tu cuerpo es tu metaboloma. Si tu capacidad para metabolizar los alimentos está afectada de alguna manera, o si padeces alguna enfermedad metabólica, como la diabetes, estas anomalías se reflejarán en tu metaboloma.

Probablemente estés empezando a pensar: «¡Dios mío!, ¿es que esto no acaba nunca? ¿Quieres decir que tengo que conocer cada molécula y célula de mi cuerpo?». Afortunadamente, en realidad no. Pero si quieres saber qué tipo de datos utilizará tu manual de instrucciones personalizado para contarte lo que realmente necesitas saber, y también cómo te sugerirá esa información la manera de arreglar cualquier problema que tengas, deberías seguir con atención el programa un poquito más. Hay una última categoría de integrantes de tu cuerpo que tenemos que incluir en tu descripción molecular: tu microbioma, es decir, todos los microorganismos que viven en tu cuerpo y a expensas de él.

Tu cuerpo es la simbiosis de tus células humanas y otros cientos de billones de organismos (microbios) que habitan en tu interior y a costa tuya. Por cada célula de tu cuerpo en la que está contenido tu ADN, albergas además diez células bacterianas, y estas, junto con los hongos, virus y parásitos, constituyen tu microbioma, que influye en tu estado de salud de formas que estamos solo empezando a comprender. Hay más de diez mil especies de bacterias en tu cuerpo, y el volumen de población de cada una de ellas difiere sustancialmente de un individuo a otro. Es muy probable que tengas alojadas en el oído o en el colon especies de bacterias y hongos que aún no se han caracterizado, porque muchos de estos organismos todavía no se han cultivado fuera de tu cuerpo. Tu medioambiente particular que les permite prosperar puede ser difícil de reproducir.

Las bacterias existentes en tu microbioma pueden influir muy directamente en tu salud. Por ejemplo, poseen la mayor parte de la energía que emplea el cuerpo en el procesamiento génico y son capaces de metabolizar ciertos fármacos. Eso significa que la composición de tu microbioma puede influir en el efecto que los medicamentos tengan en ti. Y hay además otras formas curiosas en que tu microbioma puede afectar a tu salud: por ejemplo, un artículo del *The*

New Yorker del año 2012 hablaba de un hombre de Pittsburgh que había sufrido una infección crónica en el oído izquierdo durante años.[6] Los médicos habían probado de todo, desde varios tipos de antibióticos hasta gotas antimicóticas. Un día, de repente, se presentó en la clínica con el oído totalmente curado, sin rastro de infección. Resultó que se había sacado un poco de cera del oído sano y se la había introducido en el oído enfermo. Al cabo de unos días, se encontraba de maravilla. Presumiblemente, las bacterias del oído sano habían reemplazado a las que estaban causando la infección crónica en el enfermo.

Un estudio reciente publicado en la revista *Nature* explicaba la importancia de que los mamíferos nazcan pasando por la vagina de su madre, que está colonizada por cantidad de distintos tipos de bacterias.[7] Los bebés nacidos por cesárea pueden no incorporar estas bacterias, y tener por tanto un microbioma incompleto, que a su vez puede influir en cómo se desarrolle el sistema inmunitario del bebé. En 2012, aproximadamente el 30% de los bebés nacidos en Norteamérica lo hicieron por cesárea, y la incidencia de alergias y asma es mucho mayor en estos niños que en los nacidos por parto natural.

Y aquí no acaba todo. Hace ya algún tiempo que se descubrió que la bacteria denominada *Helicobacter pylori* (*H. pylori*) desempeña un papel activo en la formación de úlceras de estómago, lo cual ha dado lugar a que dichas úlceras se traten utilizando antibióticos. Pero ¿a qué se debe en principio que esté presente la bacteria *H. pylori*, y tiene alguna función positiva? La respuesta parece ser sí: hay pruebas convincentes de que destruirla puede provocar alteraciones del metabolismo que incrementen el riesgo de obesidad. En la gente que tiene el estómago infectado con la bacteria *H. pylori*, es mucho más difícil detectar hormonas estimulantes del apetito una vez que han terminado de comer. En cambio, en la que no lo tiene infectado, los niveles de dicha hormona se mantienen intactos, y por tanto el mensaje indicativo de que ha llegado el momento de dejar de comer no consigue llegar al cerebro.[8] Algunos estudios han demostrado que los ratones a los que se les administraban antibióticos en dosis similares a las que se emplean para tratar a los niños que sufren una infección de oído engordaban considerablemente, en comparación con los ratones a los que no se les administraba el antibiótico.[9] Quizá no debería sorprendernos: la mayoría de los antibióticos que se consumen se utilizan como suplementos dietéticos para acelerar el engorde de las aves, las vacas y los cerdos.

Estamos obsesionados con «matar bichos» desde que Louis Pasteur demostró que las infecciones y las enfermedades podían estar causadas por gérmenes microscópicos que se introducían en el cuerpo y desde que Alexander Fleming descubrió la milagrosa penicilina, que revolucionó la forma de tratar las enfermedades infecciosas destruyendo las bacterias que las causaban. Sin embargo, igual nos estamos excediendo un poco. Perturbar el microbioma con la ingesta de antibióticos no está exento de peligros. Hasta un 40% de los niños a los que se trata con un antibiótico de amplio espectro manifiestan una alteración llamada «diarrea infantil asociada a los antibióticos» debido a los estragos que causan estos medicamentos en las bacterias que pueblan los intestinos.[10] Alrededor del 10% de las personas son portadoras de una bacteria muy peligrosa llamada *Clostridium difficile* (*C. difficile*).

Normalmente, otras residentes del intestino la mantienen a raya. Pero cuando esas bacterias compañeras suyas mueren por efecto de los antibióticos, *C. difficile* puede desarrollarse más de lo deseado, provocando diarrea grave y una inflamación del colon que puede llegar a ser mortal. La infección causa cientos de miles de enfermedades y catorce mil muertes en Estados Unidos cada año. Y casi todas las infecciones por *C. difficile* se producen a consecuencia de un tratamiento con antibióticos.[11]

Por el contrario, restaurar tu microbioma a un estado saludable utilizando métodos muy poco convencionales puede mejorar espectacularmente tu salud. Por ejemplo, los trasplantes fecales reemplazan las bacterias «malas» del intestino —las que están asociadas con dolencias como la enfermedad inflamatoria intestinal— por bacterias «buenas» tomadas de donantes sanos. La materia fecal del donante se introduce en los intestinos del paciente, normalmente en el curso de una colonoscopia. Los resultados de los primeros ensayos clínicos han sido asombrosos. En un estudio para tratar enfermedades inflamatorias del intestino, como la enfermedad de Crohn y la colitis ulcerosa, en sesenta pacientes a los que se trató con un trasplante fecal se obtuvo una tasa de curación del 95%. Los informes de otros ensayos hablan de un éxito de más del 80%.[12] Esto es importante: casi un millón de estadounidenses padece la enfermedad inflamatoria del intestino en un grado que afecta seriamente a su calidad de vida. Por suerte, es bastante fácil convencer a los donantes de que proporcionen el material necesario para los trasplantes fecales, aunque los receptores quizá no se muestren tan entusiastas.

El microbioma del estómago y los intestinos descompone los alimentos que ingieres y que las proteínas de tu cuerpo no consiguen descomponer, y en el proceso, crean moléculas fundamentales, como la vitamina B y la vitamina K. Y una microbiota sana en los intestinos y la piel, por no hablar de los oídos, los ojos y los aparatos respiratorio y reproductor, puede ser una aliada para combatir infecciones causadas por bacterias patógenas. Conseguir un correcto equilibrio microbiano es esencial: por ejemplo, la vagina hospeda levaduras, hongos y bacterias que normalmente se mantienen mutuamente a raya. Pero un sutil cambio del medio ambiente vaginal puede suponer que una población prospere a expensas de otra, dando lugar a una infección fúngica.

Por todo esto, la versión molecular de ti tiene que incluir tu microbioma personal. Tendrás que superar cualquier aprensión que te despierte saber que hay un sinfín de organismos que viven simbióticamente contigo; forman parte esencial de tu ser. Eres un sistema meticulosamente coordinado que consta de miles de millones de micromáquinas y nanomáquinas, y todas ellas deben funcionar bien individualmente y actuar juntas para generar tu «yo físico»: ese ser que respira y que vive.

Si la idea de un trasplante fecal o de utilizar la cera del oído de otra persona para salvar tu microbioma te resulta un poco extraña o desagradable, no es algo que te ocurra solo a ti. En realidad indica un posible problema de la sociedad occidental: en nuestro afán de limpieza, tal vez nos hayamos pasado de la raya. Numerosos trastornos inmunitarios y autoinmunes son mucho menos frecuentes en el tercer mundo que en el mundo occidental. Casi el 10% de la juventud estadounidense sufre de asma, una enfermedad que en el África rural tiene mucha menor prevalencia. Esta situación puede estar relacionada con la necesidad de mantener sano tu sistema inmunitario ofreciéndole los retos apropiados.

Darte cuenta de lo complicado que es tu sistema inmunitario y «ensuciarte» un poco puede ser un componente importante del protocolo para una medicina personalizada. Por ejemplo, ciertas células del sistema inmunitario contienen unos componentes llamados «receptores tipo *toll*» (TLR, por sus siglas en inglés) que nos ayudan a rechazar agentes infecciosos. Hay más de diez de estos receptores presentes en las células del sistema inmunitario de la piel y de otros lugares expuestos a las infecciones, y es muy específico el tipo de agente patógeno al que los TLR están programados para responder y destruir. El TLR3, TLR8 y TLR9 reconocen el ARN y lo diferencian de los virus. La mayoría de los restantes se ocupan específicamente de las proteínas presentes en las bacterias. Lo que está claro es que la activación inapropiada de estos receptores da lugar a problemas inmunitarios. La activación artificial del TLR4, por ejemplo, que está programado para responder a ciertas infecciones bacterianas, provoca la aparición de síntomas asmáticos.

Teniendo en cuenta que tu sistema inmunitario ha evolucionado para protegerte de bacterias y otras infecciones, y que reside en ti una población tan descomunal de bacterias y otros microorganismos, no debería sorprenderte que tu microbioma pueda influir notablemente en el funcionamiento del sistema inmunitario. Está claro que tu microbioma y tu sistema inmunitario se toleran mutuamente lo justo, y sin embargo dependen el uno del otro. En recientes estudios científicos, tras haber visto cómo los sistemas inmunitarios de ratones del mismo sexo genéticamente idénticos tenían una respuesta bastante distinta a los mismos estímulos, se ha podido detectar que la causa era la diferente composición del microbioma individual de cada ratón. Así que las manifestaciones de un trastorno de tu sistema inmunitario, que pueden ser desde asma o artritis hasta la enfermedad inflamatoria de los intestinos, podrían estar provocadas, o exacerbadas, por un desequilibrio del microbioma.

Es posible que la presencia de microorganismos a los que el sistema inmunitario en su evolución ha aprendido a combatir sea necesaria para un buen funcionamiento inmunitario. La posible relación existente entre una falta de estimulación de este sistema en los primeros años de vida y un posterior desarrollo de problemas inmunitarios ha dado lugar a la «hipótesis de la higiene», que explica que una crianza de limpieza excesiva, relativamente desprovista de parásitos y agentes infecciosos, no favorece el desarrollo de un sistema inmunitario sano, sino que por el contrario puede volverlo hiperactivo. Y un sistema inmunitario hiperactivo no es lo más deseable: puede generar desde alergias hasta trastornos que lo hagan atacar tus propios tejidos, como es el caso de la esclerosis múltiple o el lupus.

Mantener al sistema inmunitario ocupado librando las batallas que está programado para librar reduce sensiblemente las probabilidades de que se vuelva hipersensible y empiece a rechazar partes de ti. La gente que está infectada de lombrices parece sufrir menos enfermedades de carácter autoinmune, como el asma o la fiebre del heno. Este descubrimiento ha dado lugar a un tratamiento bastante radical para tratar este tipo de enfermedades que se conoce como terapia helmíntica. De entrada suena a algo bastante inocuo, hasta que nos damos cuenta de que estamos hablando de infectar el organismo con lombrices parasitarias que nuestro sistema inmunitario aprendió a combatir hace miles de años. Pero el hecho es que la terapia helmíntica se ha propuesto como tratamiento para una diversidad de dolencias autoinmunes: la enfermedad inflamatoria de los intestinos, la esclerosis múltiple (una espantosa afección autoinmune que afecta a más de trescientos mil estadounidenses, en la que el cuerpo ataca el aislante que rodea a sus neuronas), el asma, la dermatitis y las alergias alimentarias.[13]

De todos modos, aunque parece conveniente que mantengas tu microbioma en un estado saludable y equilibrado con tu sistema inmunitario, hay sin duda buenas razones para no llevar hasta sus últimas consecuencias ensuciarte otra vez. Lo que los seres humanos han ganado en salud gracias al desarrollo y uso de los antibióticos y vacunas es incalculable. Ahora bien, comer un poco de porquería, evitar los antibióticos cuando sea posible y contraer alguna que otra infección, sobre todo en la infancia, quizá tampoco esté de más. Aunque estamos todavía muy lejos de entender con detalle la relación existente entre tu microbioma y tu salud, el perfil empieza a definirse. Hemos desarrollado un sistema inmunitario para defendernos de microbios y parásitos de todo tipo, y el resultado ha sido una curiosa simbiosis y un delicado equilibrio. Si tu microbioma está perturbado, tú también lo estarás.

El latiguillo en una antigua serie televisiva de detectives llamada *Dragnet* era: «Los hechos, señora, solo los hechos»;

y en este capítulo he explicado una gran cantidad de hechos sobre los elementos que constituyen tu yo molecular. Y tu genoma, tu proteoma, tu metaboloma y tu microbioma son solo el principio. Hay otros «oma» que no se han mencionado, y quedan más aún por descubrir. Ocultos en este acervo de información molecular hay hechos que nos dan pistas fundamentales para el trabajo detectivesco de averiguar lo que funciona bien en ti y lo que no, si te encuentras en la etapa inicial de una enfermedad o si la terapia que se te aplica está surtiendo efecto. Así que ahora tenemos que descubrir la manera de cuantificar todas estas moléculas para obtener una descripción de ti a nivel molecular, pasarla a formato digital y luego descifrar lo que significa. Ese es el tema del siguiente capítulo.

4

TU YO DIGITAL

Es posible que ahora te preguntes: «Si la medicina personalizada es tan importante, ¿dónde está? A mí ningún médico me ha hablado de ella. Leo en el periódico o en una revista todos estos términos abstractos que hablan de unos análisis genéticos que nos traerán la cura para el cáncer en un plazo de cinco años, o el tiempo que sea, pero se llevan diciendo cosas así desde hace veinte años. Por lo que yo veo, la medicina en realidad no ha cambiado tanto desde que tengo memoria. Me parece a mí que sigue trabajando a tientas y con resultados bastante impredecibles». Por desgracia, tienes toda la razón.

Pero ya es hora de que sea diferente.

Lo que hace que en este momento sea posible la medicina personalizada puede describirse con ese término tan manido: convergencia. Han empezado a converger ahora una multitud de tecnologías, cuyo origen se remonta a Newton y Darwin, que la hacen posible, ya que nos dan ahora la posibilidad de secuenciar tu genoma en un par de horas a partir de, por ejemplo, una célula de tu piel; de cuantificar unos cientos de proteínas o metabolitos a partir de una gota de sangre para definir tu proteoma y tu metaboloma, o de describir tu microbioma, que hubieras preferido no saber que tenías, haciendo un análisis de materia fecal tomada del papel higiénico que acabas de usar. Contamos con la tecnología computacional ingeniada por Babbage y Turing y concretada gracias a la nanotecnología concebida por Feynman, que nos ofrece la enorme potencia de procesamiento y capacidad de almacenamiento que necesitamos para trabajar con la gigantesca nube de datos formada por tu genoma, tu proteoma, tu metaboloma y tu microbioma, cuya suma total te describe al completo, como nada te había descrito jamás. Por último, contamos con la tecnología inventada por Maxwell y que ha dado lugar a la era electrónica, Internet, las redes sociales y todos los aparatos de teledetección de que ahora disponemos. Todas estas tecnologías convergen para estudiarte y definirte a nivel molecular, almacenar digitalmente los datos, analizar tu «yo digital» a fin de determinar tu estado de salud o enfermedad y finalmente sugerir la mejor manera de que conserves la salud o de tratar cualquier enfermedad que se te diagnostique.

El concepto del yo digital es muy importante, aunque quizá te inquiete que pueda conseguirse una información tan detallada sobre ti con tanta facilidad. Pero esa no es sino una expresión más de la revolución digital, conocida también como era de la información, que en dos breves generaciones lo ha transformado prácticamente todo en nuestra civilización. Exceptuando la medicina. Solíamos usar máquinas de escribir; ahora empleamos ordenadores. Solíamos ir a la biblioteca si queríamos consultar algo; ahora acudimos a Google. Solíamos entrar en las agencias de viajes; ahora entramos en Expedia. Solíamos tener teléfonos que únicamente servían para hablar y que se instalaban en un sitio fijo; ahora tenemos teléfonos móviles capaces de hacer más cosas de las que podemos comprender. Solíamos tener discos y tocadiscos y más recientemente CD, e incluso estos son ya algo del pasado ahora que los teléfonos inteligentes y los servicios de la nube han pasado a ser la central de música. Hay muchos otros sectores aún en transición. Todavía tenemos libros hechos de papel, pero Amazon y Kindle tienen otras intenciones. Todavía usamos coches que debemos conducir de verdad, pero Google cambiará eso muy pronto. La lista es interminable, pero la tecnología que utilizan todos estos avances es la misma. Vamos reduciéndolo todo a formato digital, para poder almacenarlo, transmitirlo, analizarlo y utilizarlo con facilidad y rapidez.

Una canción, por ejemplo. Hace cien años, si querías oír a alguien cantar una canción, tenías que sacar el caballo y el carro, o arrancar el Ford T a base de manivela, e ir al teatro. O podías comprar alguna grabación rasposa que cuando se hacía sonar en el fonógrafo recordaba vagamente a la que había cantado el artista original, pero el efecto indudablemente no era el mismo. El panorama mejoró cuando se pusieron a la venta los discos de vinilo después de la Segunda Guerra Mundial, pero luego cambió por completo en la década de 1980 cuando los CD los reemplazaron. ¿Qué ocurrió? Que pasamos de lo analógico a lo digital. Los discos y sus predecesores captaban del aire las vibraciones sonoras y las imprimían a modo de pequeño reborde en los surcos que iban grabándose en la superficie de cera o de plástico de un disco. Si el disco se hacía girar luego a la velocidad precisa y la aguja se colocaba en el surco para que rozara los bordes, vibraba y oías la canción. En eso consistía la grabación analógica. La grabación digital en un CD es totalmente diferente. En este caso, las grabaciones sonoras se convierten en una sucesión de números que representan la frecuencia e intensidad del sonido en los distintos momentos. Cuando se coloca en un reproductor de CD, estos números vuelven a convertirse en sonidos mediante la reversión del proceso de grabación. Ahora, por supuesto, hemos empezado a dejar atrás también los CD y descargamos esas secuencias numéricas directamente de Internet a nuestro ordenador o iPhone para reproducir la canción. De modo similar, para crear tu yo digital, convertimos tu información molecular en números que podemos usar para recrearte..., o al menos hacer una imitación bastante aceptable de ti. No será del todo tú, pero será capaz de tararear algunos acordes.

¿Qué acordes tarareará? Bueno, en principio sonará un poco rasposo, pero lo principal es que podrás empezar a hacerle a tu yo digital algunas preguntas importantes. Tu manual de instrucciones personalizado empezará a cobrar vida. Por ejemplo, una vez que dispongas de tu genoma en formato digital, podrás preguntarle si tendrás una reacción adversa a un fármaco que te recete el médico, si ese fármaco te hará toser o si te servirá de algo tomarlo. Podrás preguntarle qué riesgo tienes de padecer alguna enfermedad hereditaria. Pronto podrá indicarte si tienes alguna probabilidad de ser el deportista de élite que siempre has soñado ser o si te iría mejor en el campo de las ciencias espaciales. Y lo que es más serio, si se te diagnostica un cáncer, podrás conseguir una secuenciación del genoma de una célula cancerosa y descubrir qué genes mutados hay y qué medicamentos podrían ser los más apropiados para tratarlos. La convergencia de las redes sociales con las organizaciones de pacientes podrían tal vez llevarte a publicar el genoma de tu cáncer en Internet para averiguar qué han hecho otras personas que tengan un perfil genético de cáncer similar y si las terapias les han resultado efectivas. Esto representa una transición del poder muy interesante, que traslada a los pacientes, y no a los médicos o los científicos, la posibilidad de decidir qué información hacen pública y a quién la comunican.

Hasta aquí, estupendo. ¿Y qué más te permitirá hacer tu yo? Mucho más. En cuanto empieces a monitorizar tu proteoma, por ejemplo, concretado en las proteínas de un determinado fluido corporal, como la sangre, obtendrás muchos más datos que puedes añadir a tu yo digital. Tendrás que hacerlo con regularidad, tal vez cada dos o tres meses, para obtener datos que te muestren una tendencia en una dirección u otra, ya que tu proteoma puede cambiar sustancialmente en función de tu salud. Si tienes tendencia a desarrollar enfermedades como la artritis o la diabetes, advertirás un incremento de las proteínas inflamatorias o de la proteína fijadora del retinol, respectivamente. Quizá ver a esas proteínas «biomarcadoras» avanzar en una dirección poco deseable baste para arrancarte del sofá de vez en cuando. Llegará un momento en que el proteoma te dé una señal de advertencia sobre cualquier anomalía, desde una insuficiencia cardíaca o renal hasta una infección vírica, una enfermedad pulmonar, una embolia, un ataque al corazón, un cáncer..., sobre lo que sea. Y una vez almacenada esa información en tu yo digital y consultada al cabo del tiempo, podrás ver si vas por buen o por mal camino o si los esfuerzos que estás haciendo por evitar que la enfermedad se manifieste están sirviendo de algo o no. Podrás experimentar con él para comprobar si tu dieta, tu estilo de vida o el programa de ejercicios que sigues están teniendo el efecto que deseas.

Tu metaboloma y tu microbioma también formarán parte de tu yo digital. Es posible que tu microbioma esté desequilibrado porque hayas abusado de los antibióticos, tu dieta no sea la adecuada para ti o hayas heredado de tu madre una diversidad de bacterias patógenas. Tal vez quieras complementar toda esta información con otros datos, como la presión arterial, un electrocardiograma, el ritmo cardíaco y los patrones de sueño, que habrán registrado los aparatos de grabación que uses normalmente. Dentro de algún tiempo, cuando encontremos la manera de cuantificarlo, querrás añadir también tu conectoma cerebral (las conexiones entre las neuronas de tu cerebro) para tener una idea de cuál es tu estado de salud mental y saber por qué estás tan irracionalmente contento, aunque tu yo digital diga que no deberías estarlo. O viceversa. Así que las preguntas ahora son cómo obtener los datos que nos interesan, cómo almacenarlos y cómo analizarlos para poder dar respuesta a tus preguntas sobre esa persona tan importante: tú.

Empecemos por secuenciar tu genoma. Los métodos de secuenciación del ADN que desarrolló Sanger han sido relevados en la actualidad por técnicas de secuenciación de última generación, mucho más rápidas, que empiezan por descomponer el ADN genómico en miles de pequeños fragmentos. Después, se determina simultáneamente la secuencia de cada uno de estos fragmentos utilizando millones de reacciones que tienen lugar todas al mismo tiempo. Las secuencias de los fragmentos de ADN se introducen luego en una base de datos y se analizan con un *software* programado para encontrar y asociar aquellos fragmentos que tengan zonas con una misma secuencia de ADN, a fin de reconstruir la secuencia del genoma entero. Pero la tecnología no acaba aquí: hay a la vista nuevos métodos que pueden secuenciar el ADN con técnicas electrónicas —en lugar de las técnicas químicas que utilizó Sanger— y reducir con ello el tiempo que se tarda en secuenciar el genoma humano a un par de horas, empleando un aparato ligeramente mayor que un lápiz de memoria USB. En este dispositivo, introducimos el ADN que queremos secuenciar en forma de largos filamentos a través de un nanoporo —un agujero de unos pocos nanómetros de diámetro— y medimos la resistencia eléctrica a medida que las bases pasan por el agujero. Cada base tiene un tamaño o carga ligeramente distintos, y obtenemos así un estilo de resistencia característico de cada base, lo cual nos permite determinar la secuencia.[1]

Todo esto de la secuenciación te sonará a ciencia ficción tal vez, pero piensa en esto: cuando eras un embrión alojado en el vientre de tu madre, el proceso de secuenciar tu ADN genómico y hacer una copia en una célula recién dividida tardó unas cinco horas. En ese tiempo, se leyeron tres mil millones de pares de bases y se crearon tres mil millones de bases nuevas, lo cual corresponde a un ritmo de unas ciento sesenta mil bases por segundo, y todo ello con un índice de error de menos de uno por cada diez millones de bases que se crearon.[2] ¡Dime si esto no es nanotecnología en acción! No necesitamos inventar nada de esto, basta con un proceso de retroingeniería. Así que no hay duda de que la secuenciación del genoma va a ser todavía más rápida, y más barata, de lo que es hoy.

¿Y qué sucede con la proteómica? ¿Cómo cuantificamos las distintas proteínas, de qué tejidos las tomamos y qué información sobre la salud y la enfermedad nos dan los datos que obtenemos? La línea de investigación principal en este momento utiliza la sangre como ventana por la que asomarnos a lo que ocurre en nuestro interior. Tu sangre irriga todos los órganos de tu cuerpo, y las proteínas específicas de cada uno de esos órganos van filtrándose en la sangre a medida que esta pasa por ellos. Se ha estimado que sería posible evaluar la salud de un órgano en particular contabilizando un subgrupo de tan solo unas veinte proteínas de la sangre procedentes de ese órgano. El problema es que en la sangre hay muchos miles de proteínas, y difieren en grado de concentración en más de nueve órdenes de magnitud.[3] Es decir, algunas proteínas están presentes en concentraciones más de mil millones de veces mayores que otras, y esto hace que las proteínas menos prevalentes sean difíciles de detectar y cuantificar.

Una técnica que se utiliza para cuantificar tu proteoma es la espectrometría de masas. Cada proteína de la sangre tiene un peso molecular característico, y los espectrómetros de masas son muy hábiles para detectar el peso molecular de las bacterias en una muestra, por lo que se puede determinar la identidad de la proteína contenida en ella. Otras técnicas utilizan marcadores muy específicos, como anticuerpos o moléculas más pequeñas, que se adhieren muy fuerte a ciertas proteínas sanguíneas pero no a ninguna otra. Midiendo las cantidades de un determinado marcador molecular que esté asociado con una muestra de sangre, por ejemplo, se pueden determinar la especie y la cantidad de cierta proteína que tengas en la sangre. Aunque es difícil predecir qué técnica resultará vencedora, está claro que por fin contamos con los medios para cuantificar muchos cientos, si no miles, de proteínas en una muestra de sangre en el plazo de unas horas y con un coste de menos de mil dólares. Lo mismo que los análisis genómicos, los análisis proteómicos van a agilizarse y abaratarse y, en un futuro próximo, sin duda costará menos de cien dólares determinar cien proteínas o incluso más.

Por el momento, las proteínas de la sangre se analizan de una en una en laboratorios especializados y se informa a tu médico de los resultados más o menos una semana después. Pero se acerca a toda velocidad el día en que, tú directamente, podrás acceder a una versión mucho más completa de tu perfil proteómico para incorporarlo a tu yo digital. Hay diversas maneras en que podría conseguirse esto. Por ejemplo, Christoph Borchers, de la Universidad de Victoria, en Canadá, ha desarrollado técnicas de espectrometría de masas que permiten hacer un análisis fiable de las proteínas de la sangre seca.[4] Para obtener el perfil proteico de tu sangre con este método, bastaría con darte un pinchazo, poner un poco de sangre en un trozo de papel secante y enviarlo por mensajero al laboratorio, y en un par de días recibirías los resultados por correo electrónico para descargarlos a tu yo digital. Es posible que con el tiempo se cree un pequeño chip desechable para efectuar funciones similares en tiempo real. Un análisis de los datos proteómicos revelará de inmediato una información que te será muy útil, desde los niveles de colesterol bueno y malo que tienes (¡se acabó la tarta de queso!) hasta si la quimioterapia con la que se te trata el cáncer está surtiendo efecto, si el cáncer ha reaparecido, si tienes probabilidades de sufrir un ataque al corazón, si el golpe que te diste en la cabeza te ha provocado un traumatismo craneal..., en pocas palabras, una foto completa de tu estado de salud o enfermedad.

La técnica empleada para cuantificar tu microbioma podría ser la misma tecnología de secuenciación del genoma utilizada para decodificar tu ADN genómico, solo que esta vez se analizarían muestras tomadas del oído, la nariz o las heces, que contienen un nivel elevado de bacterias y otros microorganismos. Una rápida secuenciación genómica de estos determinará la presencia de cepas concretas de bacterias y otros microorganismos que conviven contigo mediante la detección de su patrón genético característico. El tipo de poblaciones que se detecte dependerá del lugar de donde se haya tomado la muestra, ya que las poblaciones bacterianas varían sustancialmente si la muestra procede de la boca, el oído, la piel o las heces. Asimismo, la cuantificación de tu metaboloma dependerá de si se trata de muestras de orina, sangre, saliva o materia fecal. Una vez más, la técnica que se utilice será probablemente la espectrometría de masas. Todo indica que invertir en empresas que fabriquen espectrómetros de masas sería apostar sobre seguro, una vez que la medicina personalizada sea más predominante, puesto que esta ha demostrado ser la técnica más fiable para efectuar una detección rápida de cientos de moléculas presentes en las muestras biológicas. Posiblemente los espectrómetros de masas no te resulten completamente nuevos: en los aeropuertos se usan ya versiones simplificadas para detectar sustancias químicas que indiquen la presencia de explosivos.

Una vez obtenida toda esta información, es necesario almacenarla y analizarla. El problema que representa su almacenamiento es de suponer que se resolverá con facilidad, aunque hay quien no piensa lo mismo. Habrá una gran cantidad de datos. Pero lo único que tenemos que hacer es esperar un poco, y la tecnología se ocupará de ello –al menos, eso es lo que nos ha enseñado la historia reciente–. Antes, el coste de almacenar datos solía ser astronómico. En 1956, habrías tenido que pagar diez millones de dólares por un *gigabyte* (mil millones de *bytes*) de almacenamiento. En 1981, el coste de un *gigabyte* era de trescientos mil dólares. Para el año 2000, había bajado a diez dólares. En 2010, el precio de almacenar un *gigabyte* de datos descendió a solo diez centavos.[5] Los precios han caído en picado porque la tecnología ha mejorado y los instrumentos de almacenamiento se pueden crear a un coste mucho menor. Y el tamaño de estos instrumentos en los que almacenar los datos es también mucho más pequeño.

Aun con todo, hay quien insiste en que estamos hablando de muchos datos –y queremos decir *muchos*–. Para almacenar tu genoma de aproximadamente tres mil millones de pares de bases, se necesitan unos ochocientos *megabytes* de almacenamiento. Los genes suelen secuenciarse repetidas veces para garantizar que la secuenciación sea exacta, así que es frecuente guardar aproximadamente cien *gigabytes*, o cien mil *megabytes*, de información por cada genoma humano.[6] Una cantidad semejante de datos no es fácil de almacenar, eso está claro, pero siempre hay formas de solucionar los problemas. De entrada, podrías almacenar solo las diferencias entre tu genoma y un genoma de referencia común, lo cual reduciría las cifras en un 99,9%. O podrías guardar unas cuantas células en la nevera y resecuenciar el genoma cada vez que sea necesario. Con un coste por secuenciación de 100 dólares o incluso menos, este método bien podría resultar más barato que almacenar datos por medios electrónicos.

Y ahora tú dices: «Ya, está muy bien lo que cuentas, es impresionante. Entiendo cómo vamos a generar toda esa información y a almacenarla, pero todavía no me has dicho cómo voy a usar estos puñeteros datos para prevenir o curarme una enfermedad o para sentirme mejor». Bueno, verás..., con eso tenemos un pequeño problema. Aquí es donde está el impedimento, y cualquier lector que quiera tener una ocupación considerablemente segura y bien pagada durante los próximos veinte años debería hacerse experto en bioinformática, y particularmente en lo tocante a interpretar las grandes cantidades de datos resultantes de la información genómica, proteómica y otras «ómicas». Para que entiendas algunas de las dificultades, hablemos del tratamiento del cáncer. Cada célula cancerosa tiene normalmente entre veinte y ochenta mutaciones que la diferencian de una célula normal. La pregunta es qué genes mutados actúan como mutaciones conductoras —las mutaciones que hacen que el cáncer se desarrolle—. La comunidad bioinformática dedicada al estudio del cáncer ha empezado a obtener algunos resultados interesantes en relación con cuestiones como esta. No obstante, el hecho de que el cáncer que padece una persona pueda tener distintas mutaciones dependiendo del tumor de su cuerpo que se analice o de la parte del tumor de la que se tome la muestra indica la magnitud del problema. Antes de poder establecer la terapia apropiada para un determinado paciente oncológico, sería necesario hacer la secuenciación de distintas células cancerosas tomadas de ese paciente en distintas biopsias.

De todos modos, supongo que empiezas a comprender por qué es cada vez más posible practicar una medicina personalizada. En la actualidad puedes obtener información bastante detallada de ti a nivel molecular. Y puedes almacenarla por medios digitales, bien en la nube o bien en el disco duro de tu ordenador, si no te gusta que ronden por ahí tus *bytes* personales. Entenderás también que los datos que obtengas pueden serles útiles a los investigadores que intentan detectar enfermedades genéticas y encontrar nuevos tratamientos para enfermedades como el cáncer: si conseguimos determinar los genes causantes, podemos intentar inhibirlos. Pero la medicina personalizada tiene mucha más utilidad que eso, algo que quedará muy claro cuando se compare tu yo digital con las versiones digitales de otros miles de personas. Probablemente no te resulte nueva la idea de trabajar con grandes cantidades de datos en otros contextos, como por ejemplo los que se obtienen con las cámaras de vigilancia de circuito cerrado instaladas en una gran ciudad. Nos estamos haciendo auténticos expertos en buscar la información que necesitamos. Pocos días después de los atentados de Londres en 2005, a base de repasar las grabaciones de cientos de circuitos cerrados de televisión, los programas informáticos de reconocimiento facial identificaron a los terroristas. Imagina lo rápido que se podría hacer hoy. Pronto oirás hablar de muchos otros análisis de similar magnitud aplicados a todas las esferas de la vida, que trabajarán con nubes de datos obtenidos de la gente y revelarán información muy interesante.

¿Te preguntas cómo es que comparar tus datos con los de otros individuos puede ayudarte a identificar la causa de tus dolencias y a encontrar por tanto la terapia indicada expresamente para ti? Un ejemplo puede ser la relación entre genotipo (tu genoma) y fenotipo (tus rasgos personales). Comparar el genotipo con el fenotipo en miles de millones de individuos revelará en todo detalle cómo determinan los diversos genes cada aspecto de ti, desde tu color de pelo hasta tu tendencia a cecear o tus aptitudes para el deporte. Si analizamos a un subgrupo de personas que hayan tomado un medicamento dado, podemos empezar a correlacionar quién presentará síntomas como mareos, náuseas, fatiga u otros efectos secundarios desagradables atendiendo a la configuración genética de cada cual. La correlación entre el genotipo de pacientes que padezcan cierta enfermedad y el entorno en el que viven empezará a sacar a la luz la relación sutil entre entorno y susceptibilidad individual a la enfermedad.

A quienes padezcan una determinada afección, la utilización de las redes sociales para comparar su yo digital con el de muchos otros que también la sufran les dará una información muy valiosa. Al correlacionar la gravedad de la enfermedad y la eficacia de diversas terapias con los datos genómicos, entre otros, podremos encontrar tratamientos individualizados y más eficaces. El impacto que han tenido las redes sociales e Internet en materia de salud es ya fabuloso: más del 80% de los usuarios de Internet utiliza los servicios del «doctor Google» para indagar sobre temas de salud. Cada vez hay más comunidades virtuales formadas en torno a cuestiones de salud y enfermedad. Una de estas comunidades, *PatientsLikeMe*, se fundó originariamente en 2004 para poner en contacto a gente que sufría de esclerosis lateral amiotrófica (ELA), pero en la actualidad incluye a personas que padecen otros cientos de enfermedades, entre ellas esclerosis múltiple, sida y fibromialgia, y para comienzos de 2014 —es decir, una década después— tenía más de doscientos veinte mil miembros,[7] que compartían en el foro sus casos y experiencias e informaban de la eficacia o ineficacia de los tratamientos que seguían. La utilidad de estos sitios para determinar las terapias más efectivas será inmensamente mayor cuando los pacientes pongan además en conocimiento unos de otros sus respectivos yoes digitales.

Pero incluso sin hacer uso de datos digitales, algunas de estas redes de pacientes definen ya nuevas maneras de tratar la enfermedad. La red *CureTogether*[8] se fundó para ayudar a la gente que padecía dolores crónicos y darles a sus miembros la posibilidad de enviar una valoración anónima de los diversos tratamientos que hubieran probado, y el resultado de esto es lo que podría considerarse un ensayo clínico virtual. Por ejemplo, a las mujeres que padecían vestibulitis vulvar, o vestibulodinia, una afección que causa dolor crónico en la vulva, se les pidió que informaran de la eficacia de diversos tratamientos durante un período de tres años. Cuando se analizaron los datos obtenidos, se vio que los tratamientos convencionales solo conseguían empeorar la afección, mientras que otras terapias demostraban ser sorprendentemente eficaces. *CureTogether* cuenta en la actualidad con evaluaciones emitidas por los pacientes de tratamientos para la artritis, la enfermedad de Crohn y el trastorno bipolar, entre otras dolencias. Recientemente ha sido adquirida por *23andMe* —empresa que elabora secuenciaciones y análisis genéticos en un trato directo con el consumidor— a fin de recoger información genética de los pacientes y estudiar cómo influyen estos datos en la eficacia del tratamiento y las toxicidades asociadas a las terapias con diversos fármacos.

Las redes de pacientes pueden contribuir también al desarrollo de nuevos medicamentos para tratar enfermedades que hasta el momento no tienen cura, desarrollo que, como decía, cobrará un impulso considerable cuando los pacientes puedan aportar datos personales de su genoma, proteoma, etcétera. Estas redes han tenido ya algunos éxitos notables, como es el caso de PXE International, fundada en 1955 por Patrick y Sharon Terry después de que a sus dos hijos se les diagnosticara pseudoxantoma elástico (PXE), una rara enfermedad hereditaria que puede producir ceguera. PXE International creó un banco de tejidos para recoger muestras de personas que padecieran PXE a fin de realizar análisis genéticos e intentar averiguar qué gen era el causante de la enfermedad.[9] En 1999, gracias a este banco de tejidos, los investigadores identificaron el gen responsable, y en 2007 se diseñó un test para detectar el PXE. Si se sabe cuál es el gen causante de una dolencia, la búsqueda de tratamiento es mucho más sencilla. En este momento hay muchos investigadores que trabajan de lleno para encontrar un tratamiento para el PXE.

Gracias a los grupos de pacientes y a las redes sociales es posible realizar además otros ensayos clínicos virtuales. Sabiendo que aquellos que sufren algún efecto secundario de un medicamento intentan encontrar información al respecto en Internet, Russ Altman y sus colegas de la Universidad de Stanford descubrieron que los pacientes que estaban en tratamiento con el antidepresivo Paxil y tomaban a la vez Pravachol (pravastatina), para reducir el colesterol, tenían más probabilidades de presentar síntomas de hiperglucemia, o sea, un elevado nivel de azúcar en sangre, como deshidratación, visión borrosa o ganas frecuentes de orinar: «Históricamente, ha sido dificilísimo detectar efectos sinérgicos de las combinaciones de medicamentos que no sean necesariamente efectos secundarios achacables a ninguno de ellos por separado —comentaba Altman—. Los pacientes nos están revelando cantidad de información sobre los medicamentos, y tenemos que idear medios para escuchar». La información relativa a la interacción del Paxil y el Pravachol es importante, sobre todo para personas que ya son diabéticas, pues se descubrió que la ingesta simultánea de estos dos fármacos provocaba una sustancial subida del nivel de azúcar en la sangre. Este tipo de interacciones podría descubrirse de forma muy directa indagando en los bancos de datos digitales de grupos de pacientes preocupados por la depresión o por un nivel elevado de colesterol en la sangre.

Así pues, pronto habrá técnicas para cuantificar muchos aspectos de tu cuerpo a fin de crear una versión digital de ti, métodos para analizar esos datos y relacionarlos con tu salud y formas de poner esos datos en conocimiento de los demás para poder avanzar en cuanto a diagnósticos y tratamientos.

Pero los avances no acaban aquí. Toda esta información se va a poder combinar con los datos obtenidos gracias a la tecnología y que permitirán tener una percepción remota de tu estado físico. Analizarlos proporcionará información sobre tus signos vitales, es decir, tu ritmo cardíaco, tu respiración, tu tensión arterial y tu temperatura, además de datos más especializados. Los monitores de los niveles de glucosa en sangre en el caso de las personas diabéticas es una prioridad: casi el 10% de la población de Estados Unidos tiene diabetes, lo cual se estima que para el sistema sanitario representa un gasto de doscientos cuarenta y cinco billones de dólares anuales.[11] Esta enfermedad contribuye a la muerte de más de doscientas mil personas al año y puede acortar hasta diez años la vida. Gran parte del daño que causa se podría evitar manteniendo a raya el nivel de glucosa en sangre, y por eso muchas empresas han empezado a trabajar en la fabricación de sensores para medir los niveles de glucosa y transmitir la información a una bomba de insulina que administrará con precisión la cantidad de insulina adecuada. Eso sí, tiene que ser un mecanismo infalible, pues una cantidad excesiva de insulina puede reducir el azúcar en sangre hasta niveles que provoquen un coma o la muerte, el terror de los padres de niños con diabetes tipo 1.

Están en proceso de diseño o en fase experimental muchos otros dispositivos móviles para controlar la salud. Hay ya aplicaciones para el teléfono móvil que te permiten hacerte un electrocardiograma para evaluar la salud de tu corazón. Si te preocupa la irregularidad cardíaca que observas, puedes enviarle el gráfico a tu médico por correo electrónico. Los desfibriladores cardioversores implantables, que le dan una sacudida al corazón cuando detectan una arritmia, están en fase experimental. Se pueden conseguir ya en este momento bandas que monitorizan la frecuencia cardíaca veinticuatro horas al día todos los días de la semana y que transmiten la información directamente a tu ordenador. Están en proceso de creación sensores que podrán introducirse en una peque-ña vena para detectar, hasta una semana antes de que se pro-duzca un ataque al corazón, células que se hayan desprendido de las paredes de vasos sanguíneos debilitados y circulen por la corriente sanguínea. Esta investigación es verdaderamente importante, ya que al menos la mitad de los ataques al cora-zón son irreparables y causan cerca de seiscientas mil muer-tes al año solo en Estados Unidos.[12] Sería muy de agradecer que recibiéramos aviso de estos incidentes mucho antes de caer muertos de repente. Y se están estudiando dispositi-vos igualmente implantables para ayudar a detectar el cán-cer (mediante la detección de células derivadas de un tumor principal) o cualquier otra afección, desde el lupus hasta la enfermedad celíaca.

Así que si crees que tienes ya suficientes aplicaciones instaladas en el móvil, siento decirte que te equivocas. El nú-mero de aplicaciones que habrá a la venta para monitorizar tu salud constituirán muy pronto una parte prioritaria del mer-cado. Además de recibir mensajes de los sensores que lleves colocados en el cuerpo y dentro del cuerpo, que te permi-tirán monitorizar tu salud a cada minuto (es difícil imaginar la alegría que le dará esto a un auténtico hipocondríaco y la tortura que será para sus médicos), tu teléfono móvil inte-ligente podrá acceder a tu yo digital para incorporar nuevos datos y para descargar otros que sea necesario analizar. E indudablemente podrás acceder a tus datos genómicos cuando estés en la consulta del médico para ayudarle a decidir qué medicamento te conviene más y cuál debes evitar.

Por tanto, tu versión digital —que es la suma de tus datos genómicos, proteómicos, metabolómicos, microbiómicos y es posible que de algún otro tipo, combinados con el registro digital de tus signos vitales detectado a lo largo de un plazo de tiempo por sensores remotos— está de camino. Los datos que te aporte serán informativos, como poco —sobre todo cuando compares tu yo digital con las versiones digitales de otras personas que estén en tu misma situación—. El único gran paso que nos queda por dar es la interpretación de esos datos. Pero como podrás deducir por el progreso alcanzado en la gestión de cantidades enormes de datos, pronto será muy precisa.

Y ahora te preguntas: «¿Cuándo voy a poder poner a prueba este yo digital? ¿Cuándo voy a tener en las manos mi manual de instrucciones personalizado?». En el capítulo siguiente verás que, en muchos sentidos, ese yo digital y el manual de instrucciones para conseguir diagnósticos basados en información de nivel molecular pueden ser una realidad en este mismo momento. Todas esas preguntas de las que temes saber la respuesta se constestarán muy pronto. Si así lo quieres.

5 SIGNOS DE LA REVOLUCIÓN

El punto de inflexión, en el que la práctica médica adoptará de repente los principios de la medicina personalizada, se alcanzará dentro de los próximos años. A nivel personal, experimentarás un memorable punto de inflexión cuando tengas secuenciado tu genoma, analizado tu microbioma, evaluado tu metaboloma y cuantificado tu proteoma y te sientes con tu médico o con otro profesional de la salud y el bienestar para discutir las repercusiones concretas de estos datos definitivos que hablan expresamente de ti. Serán datos tan precisos y completos que mostrarán no solo qué afecciones puedes sufrir, sino también lo que desayunaste ayer y qué tipo de perro tienes. El impacto que esta información causará en ti y en la manera en que vives tu vida superará con mucho el que haya podido tener ningún avance tecnológico del que te hayas beneficiado hasta ese momento. ¿Te acuerdas de cuando empezaste a usar Google, y de repente podías acceder a toda la información del mundo y no sabías cómo habías sido capaz de funcionar hasta entonces? O, los que tenéis edad suficiente, ¿os acordáis de la sensación que os produjo empezar a usar el correo electrónico y de pronto poder establecer comunicación inmediata con todo el mundo, y gratis? O, los que sois de verdad mayores, ¿recordáis el momento en que os disteis cuenta de que tener un ordenador podía en realidad ser útil? O aquellos de vosotros que, como este autor, sois ni más ni menos que ancianos, ¿os acordáis de la primera vez que tuvisteis en la mano una calculadora portátil que era capaz de multiplicar y dividir y hacer raíces cuadradas? Pues bien, la revolución de la medicina personalizada hará que todo esto parezca una bagatela.

Los precursores de la revolución están por todas partes. Empiezan a aparecer ya en estos momentos versiones rudimentarias del yo digital, a pesar de que el progreso ha sido lento debido a la cantidad de problemas técnicos, institucionales y sociales que ha habido que superar. El instinto profundamente conservador de la profesión médica tampoco ha contribuido a acelerar las cosas. La primera manifestación de tu yo digital es (o será) tu historia clínica electrónica (HCE), también llamada en algunos casos historia digital de salud (HDS). Los primeros intentos de introducir la HCE se remontan a finales de la década de 1960; en la década siguiente, el Departamento de Asuntos de los Veteranos de Estados Unidos disponía de un «sistema computarizado de historias clínicas de los pacientes» que demostró que las HCE podían reducir los errores médicos. Sin embargo, problemas de todo tipo, desde la falta de normalización hasta consideraciones referentes a la seguridad, sumados a la aversión al cambio, impidieron la adopción generalizada de las historias clínicas electrónicas hasta que, con cierta exasperación, el presidente Obama promulgó en 2009 la Ley HITECH,* que regulaba el tratamiento de datos de la información personal protegida. La legislación exigía la utilización de historias clínicas digitales a los médicos y hospitales que trataran a pacientes con cobertura sanitaria gubernamental.

Aun así, es sorprendente que en 2012 (el último año del que se tienen datos) solo un 72% de los médicos de Estados Unidos utilizara alguna forma de expediente digital de salud —Nueva Jersey fue el estado con menor porcentaje, solo un 54%, y Massachusetts con el mayor, un 89—. En 2009, únicamente un 48% de los médicos utilizaba historias clínicas electrónicas. Y en la actualidad, una HCE no es algo tan complicado. Consiste en un registro digital de tu historia médica completa, que incluye medicamentos y alergias, estado de inmunización, resultados de las pruebas de laboratorio, imágenes de radiología, signos vitales y estadísticas personales como edad y peso. No disponer de estos registros digitales ha significado en el pasado incontables casos de duplicación, errores debidos a una caligrafía incomprensible, desconocimiento de afecciones preexistentes y una constante exasperación por parte de los pacientes con médicos que se niegan a entrar en la era digital, que el resto acogimos hace veinte años. ¿Cuántas veces se te ha enviado a un especialista que te ha hecho las mismas preguntas que llevas respondiendo toda

---

* N. de la T.: siglas de *Health Information Technology for Economic and Clinical Health Act*.

la vida o que te ha mandado hacerte pruebas que ya te has hecho, sencillamente porque ese médico no tiene acceso a una versión digital de tu historia clínica?

A decir verdad, la tardanza no ha sido enteramente por culpa de la profesión médica. La privacidad es una consideración de mucho peso. Tu HCE, por su formato electrónico, se presta al mismo tipo de piratería informática que cualquier otro dato que esté guardado en tu ordenador o en los de la compañía de tu tarjeta de crédito o tu banco. Y está claro que no quieres que tu compañía de seguros o el jefe de la empresa donde trabajas puedan acceder a tu historial médico sin tu autorización. Pero si tu banco es capaz de crear un sistema en línea para que puedas realizar tus transacciones financieras, ¿por qué no iba a poder crearse uno para proteger tu información médica? Independientemente de esto, lo cierto es que el dique de la digitalización que hasta ahora se había opuesto al uso global de las HCE ha saltado por los aires, y por fin estamos entrando en la era digital de la medicina.

Otra cuestión es si, cuando dispongas de una historia clínica electrónica, podrás acceder a ella personalmente. Deberías poder hacerlo, ¿no?; al fin y al cabo, todo lo que dice es sobre ti. Pero el tema de la propiedad es en sí complicado, y los médicos que han adquirido un sistema de HCE quizá den por hecho que la información contenida en él les pertenece. A menudo se establece una extraña diferenciación: el médico o el hospital son los propietarios de tu historia médica, mientras que los datos concretos de tu historia médica son propiedad tuya. En cualquier caso, si está digitalizada, lo lógico sería que se te entregara una copia digital de ella.

El siguiente paso será añadir tus datos genómicos, proteómicos, microbiómicos y de todo tipo a tu HCE para conseguir una versión digital de ti más completa. En la actualidad, vemos las primeras señales de desarrollo de estas nubes personalizadas de datos, y también su utilidad, en el caso de un pequeño número de individuos que tienen acceso a los sofisticados medios que por el momento se necesitan y los utilizan para estudiarse detalladamente a sí mismos a nivel molecular. Un ejemplo es Michael Snyder, genetista de la Universidad de Stanford. Por un análisis genético, supo que tenía muchas probabilidades de desarrollar diabetes tipo 2:[1] «Ni sabía que en mi familia hubiera ningún caso de diabetes tipo 2 ni yo tenía nada que constituyera un factor de riesgo —señaló—, pero por la secuenciación genómica me enteré de que tengo una predisposición genética a padecer esta enfermedad». Decidió estudiar su yo molecular utilizando el instrumental de su laboratorio para obtener e interpretar toda clase de datos.

A lo largo de catorce meses, Snyder se hizo extraer sangre veinte veces para llevar a cabo un análisis proteómico y metabolómico y crear así lo que su equipo de investigación denominó «perfil integrativo de "ómicas" personales». Durante esos catorce meses, Snyder contrajo dos infecciones virales, y a lo largo de la segunda, los niveles de glucosa se dispararon. A continuación, se le diagnosticó diabetes tipo 2, y él respondió modificando su dieta y aumentando extraordinariamente el ejercicio físico. Al cabo de seis meses, los niveles de glucosa habían vuelto a ser normales sin ningún tratamiento farmacológico. Saber que estaba predispuesto a la diabetes le permitió tomar medidas inmediatas en cuanto vio el cambio de los niveles de azúcar en la sangre, y pudo frenar la enfermedad. «Es la primera vez que una persona ha utilizado una información tan detallada para intervenir activamente en su salud –relató Snyder. Y añadió–: Por el momento, este tipo de análisis es muy caro. Pero tenemos que confiar en que, como en el caso de la secuenciación del genoma completo, con el tiempo será mucho más barato. Y debemos tener en cuenta también el ahorro que le supondrá a la sociedad prevenir las enfermedades».

Individuos como Michael Snyder han empezado a señalar la manera en que se practicará la medicina del futuro. Será mucho más proactiva que reactiva; la enfermedad se detectará en su etapa incipiente, antes de que sea demasiado tarde. Es obvio que muy pocos tendremos acceso directo a los recursos de que dispone Snyder, tanto para obtener datos a nivel molecular como para interpretarlos. Sin embargo, son cada vez más las empresas que realizan los análisis genómicos, proteómicos, metabolómicos y microbiómicos que se necesitan. En estos momentos hay más de veinte corporaciones e institutos en distintos países del mundo que pueden secuenciar el genoma –por ejemplo, Illumina en Estados Unidos o el Beijing Genomics Institute (BGI) en China–. El BGI, que tenía más de cuatro mil empleados en 2011, y es de suponer que en la actualidad ese número será considerablemente mayor, fue uno de los protagonistas del Proyecto de los Mil Genomas, dirigido a secuenciar a mil personas de diversos orígenes étnicos para tener un conocimiento preciso de las variaciones genéticas de los seres humanos. Los datos resultantes se publicaron en la revista *Nature* en 2012. Casi a diario se crean empresas dedicadas a realizar caracterizaciones proteómicas, metabolómicas y microbiómicas, a medida que va estando disponible la tecnología que permite incrementar el volumen de producción.

La interpretación de las colecciones de datos resultantes será probablemente el factor que limite los beneficios que la población en general pueda obtener de estos exámenes moleculares. Gran parte de esta interpretación la realizarán en un principio equipos de expertos en determinadas enfermedades, que analizarán los registros digitales de cientos o miles de pacientes para descubrir qué combinación de datos «ómicos» ofrece el diagnóstico más preciso o sugiere las terapias más apropiadas para cada caso. Es posible que la tecnología de aprendizaje automático, como la que utiliza Amazon para sugerirnos libros basándose en nuestro historial de compras, se emplee también para detectar patrones de datos. Se escribirán entonces algoritmos computacionales que permitirán aplicar estos hallazgos al resto de la población. Tu médico o tú utilizaréis este «sistema experto» de algoritmos para analizar tu nube particular de datos digitales y poder diagnosticar cualquier enfermedad y decidir una terapia.

Este nuevo procedimiento tiene consecuencias muy importantes. Los sistemas expertos en diagnóstico y pronóstico se refinarán continuamente a medida que se analicen los datos de personas de todo el mundo que tengan perfiles «ómicos» y enfermedades similares, y es indudable que estos sistemas serán capaces de ofrecer orientación personalizada más fiable que los que tu médico puede ofrecerte en estos momentos. Seguirá siendo conveniente que consultes con un médico, pero será de tipo muy diferente al que tienes ahora.

Los médicos del futuro no se limitarán a sentarse contigo y examinar tu yo físico, sino que tendrán que analizar contigo tu yo digital y no solo informarte de los signos de salud o enfermedad, sino, valiéndose de los métodos de interpretación más avanzados, indicarte las tendencias a las que apuntan algunos datos biológicos que avanzan en una dirección no deseada y ayudarte a encontrar la manera de revertirlos. Tu médico tendrá que dejar de ser el director de tu salud y convertirse en tu asesor de salud, trabajando contigo en equipo para que mantengas un estado de salud óptimo. Es un tipo de relación diferente del que la mayoría tenemos con nuestros médicos en la actualidad.

Las primeras señales de este cambio de relación son evidentes, y no a todos los facultativos les gusta la idea. Muchos hemos empezado a tomar parte activa en lo que se refiere a nuestra salud: respaldados por la información que conseguimos en Internet, entramos en la consulta del médico con un posible diagnóstico de lo que nos sucede. El 80% de nosotros acudimos a Internet en cuanto sentimos que algo no marcha como debiera. Y aunque este fenómeno ha dado lugar a la creación de conceptos como el de la «cibercondria» —sufridores que escudriñan obsesivamente la Red para obtener información sobre cualquier síntoma que experimenten, y que invariablemente descubren que sufren una forma particularmente agresiva de una enfermedad incurable—, lo cierto es que indagar en Internet nos es de gran utilidad a muchos.

Algunos no tenemos un médico al que acudir, y el «doctor Google» es nuestro único recurso. Y entre los que sí, ¿alguien tiene un médico que de verdad haya entrado en la era digital..., un médico al que puedas enviarle un correo electrónico y con el que puedas concertar una cita por medios digitales? ¿Alguien tiene un médico que en su consulta pueda acceder de inmediato a las últimas pruebas de rayos X que te hicieron en urgencias un día que fuiste al hospital porque tenías molestias intestinales? ¿O que escanee los últimos descubrimientos científicos sobre los que ha leído y te llame cuando alguno de esos hallazgos pueda ser para ti de importancia decisiva? No somos muchos los que podemos contestar que sí ni siquiera a la primera pregunta, lo cual hace que las visitas al médico resulten a veces frustrantes y que el «doctor Google» sea bastante tentador; y nadie tiene un médico que esté al día de todos los estudios científicos y que pueda analizar nuestros datos digitales para determinar lo que tiene relevancia para nosotros. De modo que, si en estos momentos quieres aprovecharte de los beneficios que ofrece la medicina personalizada, vas a tener que empezar a ensamblar tú mismo las piezas de tu yo digital lo mejor que puedas y utilizar a tu médico como caja de resonancia para que te ayude a interpretar lo que averigües. Hay quien se queja de tener que hacer esto, pero en realidad nos devuelve el control y la autoridad sobre nosotros mismos. Crear tus datos digitales y usarlos para responder a las preguntas que tengas sobre ti es el primer paso para desmitificar un tema como el de la salud y la enfermedad y comprender tu cuerpo y constituye la etapa inicial de la revolución que es la medicina personalizada: por fin dispones de la información que necesitas para tener tu manual de instrucciones personalizado con el que puedes cuidar personalmente de tu salud.

Las fuerzas que impulsan esta transición son muy potentes. Los médicos dirán que debemos consultar siempre a un profesional de la salud antes de automedicarnos, y debemos hacerlo. Se estima que una simple búsqueda en el «doctor Google» para correlacionar con una enfermedad los síntomas que notas tiene como resultado un diagnóstico correcto el 60% de las veces.[2] Usar esta información para determinar qué medicamento tomar no es por tanto una buena idea, ya que el 40% de las veces sería una decisión equivocada. Pero también los médicos se equivocan. En Estados Unidos, las autopsias han revelado que hasta un 15% de los diagnósticos médicos de enfermedades que han acabado por causar la muerte del paciente no eran correctos.[3] El diagnóstico es absolutamente esencial para que el tratamiento surta efecto. Difícilmente se te curará la neumonía que te han diagnosticado si lo que tienes es un cáncer de pulmón.

Y es en este aspecto donde tu yo digital, que incluye datos genómicos, proteómicos y otros datos moleculares, va a tener un enorme impacto, porque cuando le preguntes a tu yo molecular cuál es el problema, las probabilidades de obtener la respuesta correcta van a ser infinitamente mayores que las que tienes consultando al «doctor Google» —o de hecho a tu médico—. Las búsquedas que hagas en Internet irán entonces por otros derroteros: no preguntarás tanto qué te ocurre como cuál es el mejor tratamiento. Empezarás, por ejemplo, a utilizar las redes sociales para correlacionar tus datos con los de otras personas que padezcan dolencias similares a la tuya y ver cuál es el tratamiento más eficaz. Y a tu médico, le presentarás posibles opciones terapéuticas, además de información diagnóstica precisa, y dialogarás con él sobre la mejor manera de tratar la enfermedad que tienes o el trastorno al que eres proclive.

La razón por la que los diagnósticos obtenidos preguntando a tu yo digital son tan precisos es porque la información molecular que contiene procura biomarcadores moleculares que empiezan a poder cuantificarse con facilidad —concretados en rasgos genéticos o niveles de ciertas proteínas, por ejemplo— y ofrecen por tanto información precisa sobre el riesgo de padecer una enfermedad o sobre la enfermedad que ahora padeces. Los biomarcadores genéticos se utilizan desde hace mucho para diagnosticar enfermedades hereditarias, de las que hay toda una multitud. Un ejemplo son las derivadas de una acumulación de lípidos, como la enfermedad de Gaucher, causada por una mutación que da lugar a la deficiencia de una enzima lisosomal llamada glucocerebrosidasa, encargada de deshacer una clase de compuestos relativamente insolubles denominados esfingolípidos. La enfermedad de Gaucher se puede diagnosticar con certeza detectando las mutaciones en el gen que codifica esta proteína. Sus consecuencias son muy graves: la forma más agresiva conduce a los pequeños pacientes a la muerte, por daños cerebrales, antes de que cumplan los dos años. Las patologías derivadas del depósito de lípidos son relativamente raras, con una incidencia de un caso por cada entre cuarenta mil y ciento veinte mil bebés nacidos vivos, y afecta a unos pocos miles de personas en el mundo.[4] Puesto que existen dolencias genéticas que pueden detectarse por un simple biomarcador genético, es frecuente que cuando los exámenes prenatales muestran la existencia de dichos biomarcadores, la madre tome la decisión de abortar.

Un campo denominado farmacogenómica, que estudia la relación entre nuestro genotipo y los efectos que tendrán en nosotros los medicamentos, ofrece otro ejemplo de cómo han empezado ya a influir en la práctica médica los precursores tempranos del yo digital completo. La administración de un medicamento desacertado puede tener consecuencias terribles si resulta que por tu configuración genética no eres capaz de asimilarlo. Aparte de esto, no estaría de más saber si el fármaco que se te ha recetado surtirá en ti el efecto debido. Un factor que agrava aún más el problema es la cultura de abuso de los medicamentos en la que vivimos. El 50% de los occidentales toma algún medicamento recetado por el médico; y la gente de más de sesenta y cinco años, un promedio de cinco medicamentos o más, lo cual representa un alto potencial para reacciones adversas a alguno de ellos.

La ironía es que en el caso de muchos fármacos, se conocen ya los marcadores genéticos que predicen unos efectos secundarios adversos. Más de ciento veinte de los aprobados por la Administración de Alimentos y Medicamentos de Estados Unidos (FDA, por sus siglas en inglés) tienen biomarcadores genéticos conocidos que permiten saber si una persona determinada debería consumirlos o no.[5] A menudo, estos biomarcadores vienen especificados en el prospecto que acompaña al fármaco cuando lo compras en la farmacia. Aunque, por supuesto, en la actualidad es una información completamente inservible, ya que ni tú ni tu médico sabéis cuál es tu perfil genético ni, por consiguiente, si tendrás una reacción buena o mala a cualquier medicamento que te recete. Así que prescribir medicamentos es andar a tientas, un proceso de prueba y error bastante peligroso. Por suerte, la aplicación de la farmacogenómica –correlacionar nuestra configuración genética con la manera en que nuestro cuerpo responderá a determinado fármaco— tiene el potencial de arreglar esta situación. Lo único que tendrás que hacer es preguntarle a tu yo digital el efecto que ese fármaco tendrá en ti.

En realidad la farmacogenómica lleva usándose desde hace un tiempo para determinar si debería prescribírsele cierto medicamento a un determinado paciente, pero las pruebas generalmente se realizan de una en una en un centro hospitalario concreto para descubrir si un fármaco en particular es el indicado o no. Por ejemplo, la Herceptina se usa para combatir el cáncer de mama. Ahora bien, si las células cancerosas de una paciente no fabrican la proteína a la que se asocia la Herceptina, este medicamento no le va a servir de nada; de ahí que se realice normalmente un examen genético para poder decidir si es conveniente o no administrarlo.

El problema es que necesitamos que estos análisis se hagan de forma generalizada para medicamentos de uso común, y esto incluye los que se venden sin receta médica. El Tylenol, o acetaminofén, está entre los analgésicos de uso más común y su consumo se considera prácticamente exento de riesgos. Pero a las personas que tengan una mutación en el gen llamado *CD44*, el Tylenol puede provocarles una insuficiencia hepática aguda; incluso en las dosis recomendadas, puede poner en peligro su vida.[6] En el caso de otros medicamentos, nuestros genes determinan la dosis que debemos tomar. La warfarina es un anticoagulante que se receta a pacientes con riesgo de sufrir un ataque al corazón o una embolia a fin de prevenir la formación de coágulos. Pero aquellos que presentan una mutación en un gen llamado *VKORC1* —como es el caso de aproximadamente el 37% de los caucasianos y el 14% de los individuos de ascendencia africana– la metabolizan con dificultad, y por tanto debería administrárseles una dosis menor de este fármaco a fin de reducir al mínimo los efectos adversos.[7] El 90% de los medicamentos se descomponen en el hígado por la acción de unas proteínas pertenecientes a la familia del citocromo P450.[8] Por eso las dosis de cualquier medicamento deben ajustarse individualmente atendiendo a si la persona expresa por exceso o por defecto esas proteínas encargadas de descomponerlo; de lo contrario, es posible que no surta efecto o que produzca una toxicidad que el cuerpo no tolere.

Es obvio que todos necesitamos tener la posibilidad de hacernos pruebas que nos protejan de las reacciones adversas a cualquier medicamento –sobre todo habida cuenta de la multitud de medicamentos que se nos recetan–. Y es algo que está empezando a llegar. En Indiana, por ejemplo, David Flockhart ha introducido el uso de un sencillo análisis genético para pacientes en régimen ambulatorio que sirva de orientación a la hora de recetar aproximadamente cincuenta fármacos de uso común, a fin de mejorar los resultados y evitar las reacciones adversas.[9] Igualmente, Martin Dawes está trabajando por introducir en la Columbia Británica un examen genético para orientar en sus prescripciones a los médicos de familia con respecto a más de cien medicamentos.[10] Las pruebas se les realizan a pacientes que superan los sesenta y cinco años y que estén tomando diez o más medicamentos –población que corre un alto riesgo de manifestar reacciones adversas–. Esta innovación representa un avance extraordinario, pues por primera vez en el mundo los médicos de familia, que en Norteamérica extienden el 85% de las recetas de fármacos, tendrán acceso a una información genética que les ayudará a tomar decisiones con más fundamento..., a pesar de que en muchos casos la información genética para orientar la prescripción de fármacos estuviera ya disponible desde hacía veinte años o más.

Uno de los objetivos principales del trabajo de Flockhart y Dawes es crear sistemas de apoyo a la toma de decisiones clínicas (SADC) que ayuden a los médicos a interpretar los datos genéticos. Aunque todos los médicos saben que las diferencias genéticas pueden influir en la respuesta que tenga un paciente a cierto fármaco, muy pocos han recibido una formación oficial en farmacogenómica. Los SADC tendrán una base informatizada y, de entrada, los generará un panel de expertos formado por médicos con extensa experiencia en farmacogenómica y asesoramiento genético. Una vez que lleguen a un consenso sobre las prácticas recomendadas a la hora de recetar medicamentos a un paciente que tenga una serie dada de biomarcadores genéticos, se escribirá un algoritmo computacional que será capaz de tomar las mismas decisiones que el panel de expertos. Este algoritmo se incorporará a la historia clínica digital del paciente para que, cuando un médico introduzca el nombre del medicamento que piensa recetarle, un mensaje emergente le indique si el medicamento en cuestión es adecuado para el paciente y cuál sería la dosis apropiada. La ayuda que representan los SADC no es más que una pequeña muestra de lo que se avecina. Los sistemas de apoyo irán haciéndose cada vez más sofisticados y más predictivos a medida que se incorporen a la versión digital de ti nuevos datos, entre ellos secuencias del genoma entero u otras particularidades referentes a tu proteoma y tu microbioma.

La necesidad de realizar pruebas farmacogenómicas para guiar la administración individualizada de medicamentos con los que combatir el cáncer es todavía más acuciante, y sin embargo hasta el momento no se le ha prestado la atención que merece. En este caso, la versión digital que representa tu genoma puede usarse para determinar si alguno de los fármacos empleados en la quimioterapia te provocará o no un efecto secundario. Un grupo de ensayo canadiense está realizando una labor pionera en este campo para prevenir las reacciones adversas en la infancia. El programa, llamado Genotype-Specific Approaches to Therapies in Childhood, está dirigido por Michael Hayden y Bruce Carleton y estudia la sordera inducida por el cisplatino y la cardiotoxicidad inducida por la doxorrubicina.[11] El cisplatino es una sustancia extraordinariamente importante y eficaz en el tratamiento oncológico. Cada año se les administra a más de un millón de nuevos pacientes para tratar el cáncer de hígado, ovario, cerebro, pulmón, vejiga, cabeza y cuello. Sin embargo, es también un fármaco con efectos muy desagradables, entre los cuales están la caída permanente del cabello en una proporción de entre el 10 y el 38% de los pacientes y lo que es aún peor, casi el 40% de los niños menores de catorce años sufren como consecuencia una pérdida grave de la audición.

¿Por qué a algunos de ellos les provoca una pérdida auditiva y a otros no? ¿Tiene alguna relación con su configuración genética? Estas son las preguntas a las que Hayden y Carleton intentan responder. Seleccionaron a más de ciento sesenta niños y compararon el genotipo de los que se habían quedado sordos a consecuencia del tratamiento con cisplatino con el genotipo de los que no. Descubrieron que aquellos que presentaban mutaciones en un gen asociado a la audición, llamado COMT (que especifica la enzima cate-col-*O*-metiltransferasa), tenían un 90% de probabilidades de quedarse sordos si se los trataba con cisplatino.[12] No obstante, algunos de los niños que no presentaban esta mutación también se quedaban sordos cuando se los trataba con este fármaco. Ahora el objetivo es descubrir otros genes que intervengan en la audición y que también podrían verse afectados por el cisplatino, lo cual aumentará la sensibilidad y la dimensión de la prueba.

Pensarás probablemente que sí, que todo esto está muy bien, pero te preguntarás: «¿Hay otro medicamento que pueda sustituir al cisplatino en caso de revelarse que el niño tiene probabilidades de perder la audición? Y ¿no se estaría poniendo en peligro su vida si se decidiera no tratarlo con este medicamento?». Esto último es cierto, pero el examen genético alienta a investigar para encontrar fármacos que protejan de los efectos tóxicos de esta sustancia. Otro posible estudio está dirigido a encontrar la forma de administrar el cisplatino más específicamente al tumor, evitando los tejidos que desempeñan un papel en la audición. Contar con un examen genético como «compañero de diagnóstico» es un estímulo a la hora de intentar desarrollar tales fármacos. Las empresas que los fabriquen podrían identificar a los pacientes que se beneficiarían de ellos y cobrar una prima por estos productos.

Las pruebas genéticas que se realizan para prevenir algún efecto contraproducente, como la pérdida de audición, pueden cumplir además una imprevista función a nivel emocional. Un pediatra cuenta la historia de una paciente suya, una niña de tres años, que tenía un tumor cerebral. El diagnóstico era terrible: el médico estimaba que le quedaban quizá seis meses de vida, posiblemente nueve si se empleaba quimioterapia. Los padres preguntaron si era posible examinarla para determinar las probabilidades de que perdiera el oído, antes de aceptar que se la tratara con quimioterapia, es decir, que se le administrara cisplatino. El médico les preguntó: «¿Y para qué? La quimioterapia les dará la posibilidad de pasar un poco más de tiempo con su hija, tanto si el resultado de las pruebas es positivo como si no». El padre le respondió: «No entiende, doctor. Mi hija acaba de empezar a hablar; de hecho, habla dos idiomas [los padres tenían diferente ascendencia étnica]. Queremos poder hablar con ella el mayor tiempo que podamos».

La doxorrubicina es otro espantoso fármaco antitumoral de uso muy extendido para tratar la leucemia, el cáncer de mama y la mayoría de los cánceres infantiles. Cada año, casi un millón de pacientes reciben tratamiento con este medicamento en Estados Unidos. Es muy efectivo: el ascenso de las tasas de supervivencia en cánceres infantiles —de aproximadamente un 30% en la década de 1960 a más del 80% en la actualidad— puede atribuirse en parte al uso de la doxorrubicina. Pero no por eso deja de ser un fármaco terrible. Perjudica significativamente la función cardíaca de entre un 10 y un 30% de los pacientes; en los casos más graves, puede provocar insuficiencia cardíaca, con una tasa de mortalidad de más del 60%. Aproximadamente el 20% de los niños a los que se trata con doxorrubicina tendrán un funcionamiento cardíaco deprimido de por vida o necesitarán un trasplante de corazón. Pero la respuesta de los pacientes a este fármaco es muy variable. Algunos toleran hasta tres veces la dosis normal, mientras que otros sufren daños cardíacos al aplicárseles cualquier dosis. Nuevamente, a base de comparar el perfil genético de las personas que toleran altas dosis de doxorrubicina con el de aquellas que no, los investigadores parecen haber detectado un biomarcador capaz de advertir sobre si a un paciente debe administrársele una dosis baja como parte del tratamiento de quimioterapia o no administrársele en absoluto. El biomarcador concreto en este caso es una mutación de una proteína que actúa para expulsar de las células sustancias como la doxorrubicina. La prueba puede predecir, con una precisión del 75%,[13] qué pacientes experimentarán cardiotoxicidad. Por suerte, en este caso existe un posible sustituto para las personas con riesgo: una formulación de doxorrubicina introducida en pequeñas ampollas que tiene una potencia similar pero un riesgo cardiotóxico muy reducido.

Se están determinando y verificando biomarcadores para muchas otras sustancias antitumorales a fin de identificar aquellas que representan un riesgo inaceptable. Son ejemplos de esto la vincristina y una serie de fármacos basados en el Taxol, que pueden producir daños en el sistema nervioso periférico, dando lugar a insensibilidad o dolor en las manos y los pies.

Pero los medicamentos con gran potencial tóxico, como muchos de los empleados para combatir el cáncer, no son los únicos que suponen un riesgo. Muchos fármacos de uso común entrañan también riesgos considerables. Por ejemplo, hay una imperiosa necesidad de identificar si una persona metaboliza demasiado rápido analgésicos como la codeína.

La codeína tiene un efecto analgésico porque se metaboliza en el cuerpo para producir morfina gracias a la acción de una proteína llamada CYP2D6 que se expresa en el hígado. Pero hay individuos que tienen más de una copia de este gen u otras mutaciones que hacen que la conversión de la codeína en morfina sea muy rápida.[14] Por tanto, si acabas de ser madre y tienes una metabolización muy rápida, darle el pecho a tu bebé a la vez que tomas codeína para aliviar el dolor posparto podría dar lugar a que la sangre de la criatura recién nacida presentara unos niveles de morfina potencialmente letales. Es vital que te informes con antelación.

La identificación de mutaciones en el genoma contribuye cada día más al desarrollo de terapias individualizadas. Un importante ejemplo son las relacionadas con los anticuerpos monoclonales. Los anticuerpos son proteínas producidas por el sistema inmunitario para reconocer a invasores como las bacterias o los virus. Se adhieren a moléculas específicas (denominadas antígenos) en la superficie de los elementos que deben combatir (células blanco, o diana) —por ejemplo bacterias, células cancerosas u otras células infectadas por un virus— y los identifican para que otros componentes del sistema inmunitario los destruyan. A mediados de la década de 1970, César Milstein y sus colegas de la Universidad de Cambridge descubrieron la manera de producir grandes cantidades de anticuerpos monoclonales capaces de reconocer casi cualquier antígeno que interese localizar en la superficie de una célula.[15] Esto ha permitido desarrollar anticuerpos monoclonales que reconocen antígenos personalizados específicos de un paciente. El ejemplo más conocido es el de la Herceptina, un anticuerpo monoclonal que se une a la proteína

HER-2, sobreexpresada en aproximadamente el 25% de los cánceres de mama en fase inicial y que puede significar un aumento de las probabilidades de supervivencia para las pacientes que sufren de cáncer de mama metastásico.[16] En este caso, se realiza primero una prueba genética para determinar si el tumor de la paciente está sobreexpresando la proteína HER-2, ya que de lo contrario la Herceptina no le reportará ningún beneficio.

Empiezan a aparecer otros fármacos dirigidos a proteínas patógenas específicas, fabricadas por genes defectuosos que han podido identificarse mediante análisis genéticos. Estos fármacos que tienen como blanco una molécula inhiben muy específicamente la función de una determinada proteína asociada con una enfermedad. Por ejemplo, alrededor del 4% de las personas que padecen cáncer de pulmón no microcítico (de células no pequeñas) tiene una mutación que estimula el crecimiento tumoral a causa de una proteína que es el producto de dos genes fusionados. Un medicamento comercializado con el nombre Xalkori (con crizotinib como principio activo) inhibe el producto del gen defectuoso y puede reducir o estabilizar los tumores en la mayoría de los pacientes portadores del gen causante. A Richard Heimler, padre de dos hijos y miembro activo de la Lung Cancer Alliance, se le diagnosticó un cáncer de pulmón de células no pequeñas a los cuarenta y cuatro años. Escribe:

Me hicieron una neumonectomía, o sea, una extirpación quirúrgica del pulmón derecho en 2004. Dos años después, me detectaron un pequeño tumor maligno en el cerebro que fue extirpado con cirugía. Después de todo esto, me

113

sometieron a seis meses de quimioterapia. Al cabo de un año, se me diagnosticó un pequeño tumor maligno debajo de las costillas, que se extirpó con éxito. Un año más tarde, se me diagnosticó otro pequeño tumor cerebral y recibí un tratamiento de radiocirugía con «bisturí gamma» que acabó con el tumor. Un año después, me detectaron múltiples tumores de pequeño tamaño en el pulmón izquierdo, y empecé de inmediato la quimioterapia.[17]

En vista de que las pruebas determinaron la presencia de la mutación concreta sobre la que actúa Xalkori, se trató a Heimler con este medicamento en un ensayo experimental. En la actualidad, dice que los tumores ya no aparecen en los TAC, lo cual es testimonio de la imponente efectividad de una terapia personalizada. Xalkori recibió la aprobación de la FDA a finales de 2012.[18]

Kalydeco es otro fármaco «dirigido» que se utiliza para tratar una enfermedad monogénica —es decir, causada por un solo gen defectuoso—. La fibrosis quística es una enfermedad monogénica derivada de defectos en el gen *CFTR* que codifica la proteína CFTR, encargada de transportar los iones cloruro a través de las membranas celulares. Las personas que padecen fibrosis quística tienen en los pulmones una mucosidad espesa y pegajosa que provoca infecciones pulmonares crónicas; otros de sus síntomas son la formación de cicatrices en el páncreas, los trastornos digestivos y la infertilidad. Hasta hace solo veinte años, quienes la sufrían no vivían mucho más de catorce años, y sin embargo hoy en día la esperanza de vida es de unos treinta y cinco, debido principalmente a los avances en el tratamiento de la enfermedad, por ejemplo, a haber encontrado medios para desalojar la mucosidad de los pulmones.[19] El objetivo de Kalydeco, no obstante, es curar la enfermedad más que tratarla. El fármaco se adhiere a una versión de la proteína CFTR defectuosa que se ha detectado en al menos entre el 3 y el 5% de las personas que padecen fibrosis quística y mejora así su capacidad para funcionar con normalidad.[20] A Alex Parker, de Victoria (Australia), se le diagnosticó fibrosis quística cuando era una niña de seis meses y vivió con la enfermedad veintitrés años, antes de que un análisis genético revelara que es portadora de la mutación concreta que podía tratarse con Kalydeco. Sobre la fibrosis quística, dice que es como vivir con la congestión y el embotamiento que produce un fuerte resfriado, acompañados de hinchazón intestinal y dolor de estómago:

> Te despiertas cada mañana respirando con dificultad. Sientes náuseas después de comer. Te obligas a hacer ejercicio con la esperanza de que quizá despeje la mucosidad de los pulmones. Luego, un día te dan dos pastillitas azules y todos los sufrimientos desaparecen casi al instante. Los sueños empiezan a hacerse realidad y empiezas a llevar una vida normal, llena de energía y de diversiones. Esto es lo que me pasó a mí. Esto es lo que me pasó en cuanto comencé a tomar Kalydeco.[21]

Un testimonio más de otro tratamiento basado en una táctica muy personalizada, de eso no hay duda.

Los biomarcadores están permitiendo también tomar medidas drásticas para prevenir enfermedades. El gen *BRCA1* se expresa en el tejido mamario y en los ovarios y codifica una proteína que o bien ayuda a reparar el ADN dañado (mutado) o bien provoca el «suicidio» de la célula dañada si la reparación no es posible. Pero una mutación en el gen *BRCA1* puede dar lugar a una proteína defectuosa, que no sea capaz ni de reparar la célula dañada ni de provocar su «suicidio», lo cual les permite a estas células proliferar sin freno. Las mujeres que son portadoras de esta mutación tienen alrededor de un 60% de probabilidades de desarrollar un cáncer de mama a lo largo de su vida (frente al 12% de la población general) y un 40% de probabilidades de desarrollar un cáncer de ovario.[22]

Las mutaciones del gen *BRCA1* ofrecen por tanto un importante biomarcador que avisa del riesgo de desarrollar cáncer de mama. Saber si se porta o no este biomarcador puede tener un impacto considerable, como ilustró el caso de la actriz Angelina Jolie. Su madre había muerto de cáncer de mama a los cincuenta y seis años. La actriz hizo analizar su genoma a los treinta y ocho y supo que era portadora de la mutación *BRCA1*. Según cuenta, los médicos le dijeron que, con su mutación, el riesgo de desarrollar cáncer de mama era de un 87%. En 2013, se sometió a una doble mastectomía preventiva. Escribió:

La palabra *cáncer* nos hace temblar de miedo y nos produce una sensación de absoluta impotencia. Pero hoy en día es posible saber por un análisis de sangre si se tiene o no una alta probabilidad de desarrollar un cáncer de mama o de ovario y actuar. No fue fácil tomar la decisión de someterme a una mastectomía. Pero es una decisión que estoy muy contenta de haber tomado. Las probabilidades que ahora tengo de desarrollar este cáncer han disminuido de un 87 a un 5%. Puedo decirles a mis hijos que no tienen por qué temer que su madre muera de cáncer de mama.[23]

Los análisis genéticos se pueden utilizar también para desarrollar terapias personalizadas dirigidas a combatir enfermedades infecciosas como el sida. Como es bien sabido, los virus mutan con rapidez, y la cepa que infecta a un paciente puede ser diferente de la que infecta a otro. Julio Montaner, director del British Columbia Centre for Excellence in HIV/AIDS, está utilizando análisis genéticos para detectar el perfil genético particular del virus del que está infectado un paciente determinado. Como él dice: «Esta tecnología será valiosísima para las vidas de nuestros pacientes. Podremos tratar con rapidez a un paciente administrándole una medicina personalizada basada en su cepa concreta de virus. Esto nos ahorrará tiempo y dinero además de reducir notablemente el número de nuevos casos de infección por VIH y sida».[24] A su entender, esto representa el siguiente paso en su larga batalla contra esta enfermedad. Fue un gran defensor de que se introdujeran los «cócteles» de tres fármacos en la década de 1990, que cambiaron radicalmente el panorama e hicieron que el sida pasara de ser una enfermedad mortal a ser una dolencia crónica.

Los biomarcadores genéticos utilizados para detectar enfermedades hereditarias son también una ayuda a la hora de tratar diversas patologías cuando no es posible adoptar medidas preventivas. En 1933, los investigadores identificaron la relación entre un gen denominado *ApoE*, que codifica la proteína encargada de transportar el colesterol en la sangre y en el cerebro, y la enfermedad de Alzheimer de aparición tardía. El *ApoE* tiene tres variantes, denominadas *ApoE2*, *ApoE3* y *ApoE4*. Los individuos que son portadores de dos copias del gen *ApoE4* presentan veinte veces más probabilidades de desarrollar la enfermedad de Alzheimer que la población en general.[25] Este hallazgo ha hecho que las investigaciones se centren en la conexión entre el gen *ApoE4* y esta enfermedad, lo cual incluye determinar si este gen interviene en la disolución de las características placas de amiloide asociadas con ella.

El descubrimiento de biomarcadores como el gen *ApoE4* plantea por otro lado un dilema en el caso de personas que podrían tener un alto riesgo de desarrollar afecciones incurables por el momento, como son la enfermedad de Alzheimer o de Huntington. La pregunta es: si no se conoce su cura, ¿querrás saber que vas a sufrir esa enfermedad? En general, algunos datos y observaciones incidentales parecen sugerir que aproximadamente la mitad de la población adoptará una postura pasiva y, o no estará dispuesta a someterse a un examen que detecte enfermedades hereditarias o, si lo está, querrá recibir información solo de aquellos trastornos frente a los que se pueda actuar, es decir, para los que exista tratamiento. La otra mitad de la población querrá conocer los datos en su totalidad y tomar medidas para reducir los riesgos.

Y es que, al final, es importante saber los riesgos que corres, porque siempre hay algo que está en tu mano hacer, aunque a veces no sea obvio de entrada. Investigadores de la Universidad de Columbia Británica, en Vancouver, han realizado recientemente un estudio con mujeres de edades comprendidas entre los setenta y los ochenta años que presentaban un deterioro cognitivo leve.[26] A cada una de ellas se le pidió que eligiera entre tres grupos: uno de entrenamiento con pesas, otro de entrenamiento de aerobic y otro dedicado a ejercitar el equilibrio y a tonificar el cuerpo. En cada programa, las participantes se entrenaron dos veces a la semana durante seis meses. Al finalizar el estudio, las que habían realizado el entrenamiento con pesas obtuvieron los mejores resultados: superaron a los otros dos grupos en pruebas que evaluaban la atención, la memoria y funciones cerebrales superiores como la resolución de conflictos.

Así que el levantamiento de pesas evita o retrasa la demencia. ¡Quién lo hubiera dicho! Aunque, si lo piensas, quizá tenga sentido. Cuando hacemos ejercicio, sobre todo cuando levantamos mucho peso, no solo ejercitamos el músculo que lo levanta; ejercitamos también el nervio que envía el mensaje al músculo ordenándole que lo levante. Son nervios que están integrados en el cerebro, y cuanto mayor esfuerzo muscular realizamos, mayor es la descarga de los nervios para estimular el músculo. Los nervios están formados por conjuntos de neuronas, el mismo tipo de células que intervienen en los procesos cerebrales superiores, como la percepción y la consciencia. Al igual que se ha demostrado que el ejercicio estimula la producción de células madre en el músculo, es posible que, al ejercitar los nervios, induzcamos la formación de células madre neuronales en el cerebro, lo cual es fácil imaginar que beneficiará a la función cognitiva.

Puede suponer también otras ventajas tener conocimiento de un posible problema genético, incluso aunque no haya tratamiento. Como contaba el blog de Elaine Westwick en 2011, la madre y la abuela de Angela Francesco tenían la enfermedad de Huntington, una dolencia degenerativa que afecta a la coordinación muscular y la cognición y que conduce inexorablemente a la muerte. La causa de esta enfermedad es una mutación en el gen de Huntigton —el gen *HTT*— y, a diferencia de lo que sucede con los genes *BRCA* o *ApoE*, en los que una mutación simplemente aumenta las probabilidades de enfermar, la mutación del gen *HTT* lo garantiza. Angela Francesco no había querido saber cuál era la situación en su caso... hasta que empezó a planear su boda. Se sometió a un examen para detectar el posible biomarcador genético de la enfermedad de Huntington, y las noticias no fueron buenas: «Salí de la clínica destrozada. No podía siquiera imaginarme seguir con mi vida. Pero seguí. Al día siguiente estaba de vuelta en el trabajo, empezamos a hacer planes para el futuro, unas buenas vacaciones, nuestra boda, la casa en la que íbamos a vivir, tener hijos...». Su deseo de no tener un bebé que heredara la enfermedad les hizo decidirse por la fecundación *in vitro*, utilizando el óvulo de una donante, y se quedó embarazada. En su blog, Angela Francesco escribió: «Alguien nos ha hecho un regalo increíble, y gracias a él hemos librado (en nuestra familia) de una enfermedad mortal a las generaciones venideras».

Los biomarcadores genómicos se utilizan no solo para predecir reacciones adversas a los medicamentos sino también para orientar la terapia. El principal interés de la medicina personalizada como se practica hoy en día es identificar los biomarcadores genéticos que están presentes en las células cancerosas y utilizar la información para orientar la terapia antitumoral. Se está trabajando mucho para cambiar el sistema vigente, en el que se trata a los pacientes de acuerdo con el lugar del cuerpo en que se haya originado el cáncer (seno, pulmón, próstata, páncreas, etcétera), por un sistema en el que el tratamiento se fundamente, al menos en parte, en la configuración genética del cáncer individualmente. Gracias a la posibilidad cada vez más barata de secuenciar el genoma, es posible hacer este cambio, pero lo cierto es que entraña muchas dificultades. Uno de los principales problemas es identificar las mutaciones «conductoras», como se las llama, es decir, las que contribuyen de hecho al crecimiento o expansión de las células cancerosas, esas en cuya acción queremos interferir. Y además nos topamos con la dificultad de encontrar medicamentos que inhiban la expresión de los genes conductores o que interfieran en la función de las proteínas que estos genes producen.

La cantidad de esfuerzos que se están realizando en estos momentos para mejorar el tratamiento del cáncer con técnicas personalizadas basadas en estudios genéticos es verdaderamente impresionante. El Centro Oncológico MD Anderson de Houston está llevando a cabo un ambiciosísimo programa con un coste de tres billones de dólares para curar la leucemia y el cáncer de mama, de pulmón y de próstata utilizando protocolos basados en la tecnología de la secuenciación genética. La empresa Genomics England, propiedad del Departamento de Salud británico, ha anunciado un programa para secuenciar los genomas de hasta cien mil personas enfermas de cáncer así como los genomas de sus cánceres respectivos. El Instituto de Ontario para la Investigación del Cáncer ha instituido un programa de un billón de dólares para «curar el cáncer en la próxima o las dos próximas décadas» utilizando técnicas de medicina personalizada basadas prioritariamente en la secuenciación del genoma del cáncer. No hay en Europa ni en Estados Unidos un solo centro oncológico de importancia que no haya adoptado una iniciativa a gran escala con intenciones similares. ¿Se está consiguiendo algo? Empiezan a llegar noticias bastante prometedoras.

El primer ejemplo de la influencia que pueden tener en el tratamiento del cáncer los datos genómicos fue una publicación de varios investigadores de la Agencia de Lucha contra el Cáncer, de Vancouver (Columbia Británica), en la revista *Genome Biology* en 2010, referida a un paciente con cáncer en la lengua.[30] El primer paso del tratamiento fue extirpar el tumor con cirugía, seguido de radiación para matar cualquier célula cancerosa que hubiera quedado. La radiación no surtió efecto, o bien era ya demasiado tarde, y a continuación el paciente desarrolló un cáncer de pulmón a consecuencia de la metástasis, que se había extendido a este órgano. Se hicieron biopsias del tejido tumoral del pulmón y se sometieron a secuenciación genómica. Se descubrió que un gen denominado receptor de tirosina quinasa (*RTE*), que es sabido que favorece el desarrollo del cáncer, estaba expresado treinta y cinco veces más en el tejido tumoral que en los tejidos normales. Se identificó una sustancia farmacológica llamada sunitinib, que inhibía la función de la proteína RET; cuando se le administró al paciente, los tumores pulmonares se redujeron significativamente y la enfermedad se mantuvo estable durante los cinco meses siguientes. Después de esto, sin embargo, los tumores empezaron a crecer de nuevo. La secuenciación genómica de los tumores reveló que habían aparecido nuevas mutaciones. Por desgracia, no pudo identificarse ningún fármaco que desactivara las proteínas producidas por estos genes defectuosos, y el paciente murió. No obstante, sin el análisis genético no se habría usado sunitinib para tratar a este paciente y no se habría podido observar la respuesta inicial, que nos hace ver la importancia de contar con información genética para identificar los fármacos que surtirán efecto en el tratamiento de cualquier cáncer.

Otro ejemplo es el caso de Lukas Wartman. Como explica un artículo publicado en *The New York Times* en 2012,[31] Wartman desarrolló una leucemia linfoblástica aguda, una enfermedad devastadora cuya tasa de supervivencia a cinco años es del 40%. Sin embargo, si se produce una recaída tras la quimioterapia inicial, como en el caso de Wartman, la tasa de supervivencia desciende a un 10%. Los análisis de ADN y ARN que los investigadores le hicieron a este paciente en la Universidad de Washington indicaban que las células leucémicas producían en grandes cantidades una proteína denominada FLT3, que podía ser conductora de la división celular. Curiosamente, el sunitinib inhibe también la proteína FLT3, y cuando se le administró a Wartman, el cáncer empezó rápidamente a remitir, lo cual le permitió someterse a un trasplante de células madre que tenía el potencial de curarlo. La información genética fue vital, ya que normalmente no se utiliza sunitinib para tratar la leucemia linfoblástica aguda; de no haber sido por el análisis genético, sus médicos no habrían pensado en usar este fármaco. Así que hay razones para confiar en que un día dispondremos de medicamentos antitumorales que actuarán de verdad sobre el cáncer de todos los pacientes, y no como ocurre hoy en día, que hay solo un 25% de probabilidades de que sean efectivos.

En lo que respecta a otras patologías, aparte del cáncer y las enfermedades hereditarias, los biomarcadores basados en datos genéticos solo nos dan información del riesgo que tenemos de padecer cierta enfermedad, pero no nos dicen si la padecemos de hecho. Ahora bien, esta información pueden dárnosla biomarcadores basados en los perfiles proteicos de fluidos corporales como la sangre, la saliva o la orina. Disponemos desde hace muchos años de análisis de sangre para detectar proteínas que son biomarcadores de enfermedades, pero la mayoría de ellos evalúan proteínas aisladas (o metabolitos) como la proteína C-reactiva para diagnosticar inflamación corporal, la fosfatasa alcalina para confirmar un daño hepático, la creatinina para detectar daños renales, la glucosa para determinar los niveles de azúcar o la troponina I para detectar daños derivados de un ataque cardíaco. Pero la sangre contiene, además, una ingente cantidad de información que todavía no hemos descifrado.

También los cánceres segregan proteínas que entran en la corriente sanguínea del mismo modo que las proteínas que segregan el corazón, el hígado, los pulmones y los riñones, lo cual significa que debería poder detectarse un cáncer con un simple análisis de sangre. El de pulmón, por ejemplo, es el principal causante de muertes por cáncer (tres millones de casos al año en Estados Unidos) y los nódulos pulmonares que podrían ser cancerosos se visualizan normalmente mediante TAC como lesiones de distinto tamaño. Las lesiones pequeñas, de menos de 0,9 centímetros de diámetro, se vigilan para ver si crecen —el crecimiento es señal de malignidad—, mientras que las lesiones mayores —de más de 2 centímetros de diámetro— se tratan con cirugía, lo cual deja a aproximadamente seiscientas mil personas, cuyos nódulos miden entre 0,9 y 2 centímetros, en una «zona de dilema», en la que se intenta hacer un diagnóstico por medio de una tomografía por emisión de positrones o una biopsia. Las biopsias son invasivas y pueden representar un peligro para la salud; ambas prácticas son muy caras y los resultados combinados de una y otra no suelen ser definitivos. Una empresa con sede en Seattle llamada Integrated Diagnostics ha creado un análisis de sangre que mide los niveles de trece proteínas presentes en la sangre (seleccionadas de un repertorio inicial de cuatrocientas) y es capaz de determinar con una precisión de un 90% si un nódulo es benigno, lo que significa diagnosticar aproximadamente el 70% de los nódulos de la «zona de dilema».[32] Está claro que este análisis tranquilizará a un considerable número de pacientes y, además, podría ahorrarle al sistema sanitario estadounidense alrededor de tres billones y medio de dólares anuales al evitar que se hagan tomografías y biopsias innecesarias. Podemos contar con que se irán creando similares análisis a nivel molecular para detectar en la sangre otras muchas formas de cáncer y con que irán siendo cada vez más precisos.

Un conocimiento detallado de las proteínas asociadas con las enfermedades está dando lugar además a una clase enteramente nueva de fármacos basados en la terapia génica. Para quien no sepa cómo se desarrolla un fármaco nuevo, diré que el proceso suele ser azaroso, lento y carísimo. Lo habitual es identificar una proteína que podría intervenir en el desarrollo de una enfermedad, por ejemplo una que estimule el crecimiento de un tumor. A continuación, se intenta hallar «pequeñas moléculas» que puedan impedir el funcionamiento de esa proteína. Todos los medicamentos que te son familiares, que tomas a diario para curarte un dolor de cabeza, un dolor artrítico o una infección, como la aspirina, el ibuprofeno o la penicilina, son moléculas de tamaño tan pequeño que pueden penetrar en las células para llegar hasta las proteínas con las que interactúan.

Encontrar la pequeña molécula exacta que sea capaz de dar en el blanco de una nueva proteína supone a veces tener que examinar cientos de miles de pequeñas moléculas hasta dar con una que interactúe con esa proteína e inhiba su función. A continuación, se dedican horas sin fin a aplicar procedimientos químicos para intentar mejorar la molécula —hacerla más potente y más apta para administrarse, por vía oral o inyectada—. Seguidamente, es necesario hacer estudios detallados con animales para verificar que la molécula es realmente capaz de curar la enfermedad contra la que va dirigida y que su toxicidad no es tan alta que mate a los animales. Estos estudios van seguidos de pruebas clínicas carísimas e interminables; primero, para dar con una dosis que resulte segura para los seres humanos (fase I); segundo, para comprobar si el medicamento puede curar esa enfermedad en los seres humanos (fase II) y, por último, para compararla con la mejor terapia que se haya utilizado hasta ese momento para tratar la enfermedad (fase III). Solo después de esto existe la posibilidad de que los organismos reguladores, por ejemplo la FDA, aprueben el medicamento. El proceso dura una media de quince años y puede tener un coste de mil millones de dólares, si se incluye el total de los fármacos que por una u otra razón no consiguen dar la talla. Y al final de todo esto, el resultado es un medicamento que actúa en el cuerpo entero, en lugar de dirigirse solo a donde es necesario que vaya, y que con toda seguridad tendrá efectos secundarios desagradables para cierta parte de la población.

Tiene que haber una forma mejor de desarrollar nuevos medicamentos que funcionen de verdad en cada persona, y hay razones para ser optimistas. Las hay porque es cada vez mayor la comprensión que se tiene de la enfermedad a nivel molecular y de la biología en la que se basa. Por ejemplo, la dolencia genética denominada hipercolesterolemia familiar da lugar a unos niveles muy altos de lipoproteínas de baja densidad (LDL, por sus siglas en inglés) en sangre, el llamado colesterol «malo». Estas lipoproteínas de baja densidad contienen una proteína llamada ApoB100, y la posibilidad que esto plantea es que, si encontráramos una manera dirigida de inhibir la producción de ApoB100, podríamos reducir los niveles de LDL. Una vez decidida cuál es la proteína de destino, conocemos de inmediato la secuencia del gen del genoma que codifica esa proteína, ya que la secuencia de aminoácidos de esta viene determinada por la secuencia de las bases nitrogenadas del gen. A su vez, conocer la secuencia del gen nos permite desarrollar con precisión nuevos medicamentos basados en el ADN o el ARN que inhiban la producción de la proteína de destino. Si introducimos en una célula un oligómero, o sea, una cadena corta de ADN (lo normal son aproximadamente veinte pares de bases), ese oligómero se unirá específicamente a una región del ADN genómico que tenga una secuencia complementaria a la suya e impedirá que se exprese el gen que contiene dicha secuencia; esto quiere decir que la proteína codificada por ese gen no se llegará a fabricar. Suele denominarse a este proceso «silenciamiento génico». Secuencia «complementaria» significa que las bases C, T, A, G del oligómero se alinean con sus bases complementarias G, A, T, C del ADN genómico. Las pequeñas cadenas de ADN, conocidas como moléculas antisentido, pueden desarrollarse con rapidez, en comparación con los medicamentos de moléculas pequeñas, y tienen el potencial de usarse para tratar un gran abanico de enfermedades.

Kynamro, el primer medicamento sistémico antisentido que fue aprobado por la FDA, en enero de 2013,[33] inhibe la producción de la proteína ApoB100 y da lugar así a una reducción significativa de los niveles de colesterol en sangre. Se están realizando ensayos de otros tratamientos antisentido para dolencias muy diversas: desde enfermedades inflamatorias o trastornos de la coagulación de la sangre hasta la distrofia muscular de Duchenne, una rara enfermedad musculoesquelética de origen genético.

Pueden utilizarse de forma similar cadenas cortas de ARN que se unan al ARN mensajero que contenga la información para la proteína a la que queremos dirigirnos. Esto tiene además la ventaja de que su efecto es catalítico: la presencia de una cadena de ARN puede provocar la destrucción de muchos ARN mensajeros (ARNm) que contengan la secuencia complementaria. Las moléculas de ARN empleadas para que se unan al ARNm y provoquen su destrucción se denominan ARN de interferencia pequeño (ARNip) e igualmente pueden crearse con rapidez una vez que sabemos cuál es la proteína que queremos silenciar. El ARNip podría usarse para tratar todas las enfermedades que pueden tratarse con los medicamentos antisentido, pero con mayor potencia. El virus del Ébola, por ejemplo, es un virus hemorrágico contagioso que puede provocar sangrados internos así como por la nariz, la boca y otros orificios corporales. Mata aproximadamente al 70% de las personas infectadas. Del mismo modo que otros virus, es absorbido por algunas células del cuerpo, donde se adueña de la maquinaria celular para autorreplicarse; y estas nuevas copias del virus infectan seguidamente a otras células. Un trabajo de colaboración entre una empresa con sede en Vancouver, Tekmira Pharmaceuticals, y el Departamento de Defensa de Estados Unidos ha revelado que la administración intravenosa del ARNip para silenciar los genes que el Ébola necesita replicar puede significar la curación del 100% de los animales infectados con el virus.[34]

Hay algo más que se podría conseguir con las moléculas antisentido o el ARNip, y es desarrollar medicamentos personalizados. Por ejemplo, a medida que un cáncer progresa, hay muchas mutaciones que pueden introducirse en el genoma de las células cancerosas, debido a lo cual el cáncer de cada persona es una enfermedad con sus características particulares y requiere un tratamiento individualizado. En algunos casos existirán ya los medicamentos necesarios para inhibir las proteínas causantes, pero en muchos otros no se habrán creado aún fármacos que las inhiban. La ventaja que presentan las moléculas de ARNip, que silenciarán con eficacia las proteínas delictivas si somos capaces de hacerlas llegar a las células cancerosas, es que pueden fabricarse aproximadamente en una semana. Podemos imaginar, por tanto, que esto dará lugar a una rápida interacción entre la identificación de nuevas proteínas de destino a las que será necesario atacar a medida que el tumor produce nuevas mutaciones y el desarrollo de nuevos medicamentos de ARNip para controlar y revertir el crecimiento tumoral consiguiente. Es probable que estos medicamentos se pongan a prueba en «ratones avatar», ratones humanizados en los que se ha injertado el tumor de una persona y se monitorizan los efectos del medicamento hecho con ARNip para ver si es efectivo, antes de administrárselo a ella.

Un área que ha experimentado un crecimiento explosivo dentro del campo de los tratamientos personalizados para el cáncer es la que intenta descubrir formas de activar el sistema inmunitario para combatirlo. La idea de que la táctica podría tener éxito se deriva de un hallazgo que hizo un físico llamado William Coley en la década de 1980. Coley observó a un paciente de cáncer terminal que había contraído una infección bacteriana grave. Después de que se recuperara de la infección, el cáncer empezó a remitir, lo cual indicaba que de algún modo la infección había activado el sistema inmunitario del paciente para combatir no solo la infección, sino también el cáncer. En la década de 1950, Lewis Thomas y Frank Macfarlane Burnet llegaron a la conclusión de que el sistema inmunitario era capaz de erradicar un tumor si reconocía las moléculas específicas que había en la superficie de las células cancerosas y que si un cáncer progresa es porque misteriosamente ha conseguido evadir la vigilancia inmunitaria.[35] Estas observaciones han alentado infinidad de estudios —que empiezan a dar fruto— sobre cómo consiguen las células cancerosas evitar que el sistema inmunitario las detecte y elimine.

El progreso en este campo se debe en su mayor parte a que hoy tenemos un conocimiento más meticuloso de cómo actúa el sistema inmunitario. En pocas palabras, las actrices principales son las células dendríticas, las células T y las células asesinas naturales. A las primeras se las puede considerar generales del sistema inmunitario, pues dirigen la producción de «células soldado», o sea, células T y células NK, cuyo objetivo es matar células infectadas o cancerosas. Sin embargo, para poder fabricar las células T y NK y dirigirlas hacia un objetivo, primero las células dendríticas tienen que identificar la célula infectada o cancerosa y, luego, pasar por un proceso de maduración. Si la célula patógena es capaz de evitar que las células dendríticas la detecten o de impedir que maduren, el cáncer seguirá desarrollándose. Para sortear el problema, los científicos están desarrollando maneras de tomar células T o células NK del paciente, modificarlas genéticamente para que sean capaces de reconocer las células cancerosas y a continuación implantarlas de nuevo en el paciente. ¡Una táctica lo que se dice personalizada!

El método de las células T está teniendo resultados fabulosos. Se empieza por aislar células T de la sangre del paciente, y luego se utiliza un virus a fin de insertar un gen que codifique para un receptor de la superficie de la célula T que reconozca las células cancerosas. Estas células T modificadas genéticamente se producen en cantidad masiva y se introducen de nuevo en el paciente. Como se expuso en la reunión de la Sociedad Americana de Hematología de diciembre de 2013, se han obtenido resultados increíbles en los ensayos iniciales en niños aquejados de leucemia causada por el crecimiento descontrolado de células B, las células que producen anticuerpos.[36] Las células B tienen en la superficie una proteína que se conoce con el nombre de CD19. Cuando se crearon células T que expresaban un receptor para la proteína CD19 y se les implantaron a los pacientes, diecinueve de los veintidós experimentaron una respuesta completa. Algunos de estos niños habían sido tratados anteriormente con más de diez terapias distintas sin que se hubiera conseguido ninguna mejoría. Según el doctor Stephan Grupp, de la Universidad de Pensilvania:

> Los resultados que hemos obtenido demuestran el potencial de este tratamiento para pacientes que realmente no tienen ninguna otra opción terapéutica. A la vista de lo que se ha conseguido en el periodo relativamente corto que hemos observado a estos pacientes, tenemos razones para creer que este tratamiento podría llegar a ser una terapia viable para su enfermedad recidivante, que se ha mostrado resistente a todos los tratamientos.

Se han observado resultados igual de espectaculares en adultos, que tuvieron una respuesta completa en catorce de dieciséis casos. En algunos pacientes, se eliminaron hasta tres kilos de tejido tumoral en solo unas semanas.

Claro que, como en cualquier terapia, hay inconvenientes. Existe una afección renal, conocida como síndrome de lisis tumoral, que puede producirse a consecuencia de una sobrecarga de células tumorales muertas o moribundas. Además, un nivel elevado de moléculas inmunoestimulantes en la corriente sanguínea puede causar problemas, pero en este caso es posible controlarlos con medicamentos inmunosupresores. La mayor preocupación es cómo puede extenderse esta terapia exquisitamente personalizada, que requiere una infraestructura muy sofisticada para el aislamiento de las células T y la ingeniería genética, a miles de pacientes. También está la cuestión de si este método puede traducirse o no al tratamiento de tumores, que a menudo tienen tácticas más efectivas para evitar que el sistema inmunitario los detecte. En cualquier caso, se ha demostrado lo que se pretendía: que la estimulación apropiada del sistema inmunitario puede curar el cáncer.

El advenimiento de la revolución que es la medicina personalizada ha estado acompañado de una gran polémica desatada por cuestiones éticas y sociales. Uno de los primeros ejemplos es Louise Brown, que fue concebida por fecundación *in vitro* en 1978: la primera bebé «probeta». Aunque su nacimiento fue un avance médico importantísimo que ofrecía a las parejas estériles la esperanza de poder tener hijos biológicos propios, planteó también un sinfín de consideraciones de carácter ético. Están aún por resolver cuestiones tan diversas como la moralidad de la subrogación materna o la condición jurídica de los óvulos fertilizados, y todo indica que irán tornándose cada vez más complicadas. En 2013, el Reino Unido fue el primer país del mundo en anunciar sus planes de legalizar a los «bebés nacidos de tres progenitores».[37] El procedimiento para engendrar un bebé con el ADN de tres progenitores podría ofrecer una solución para enfermedades como el síndrome de Kearns-Sayre, caracterizado por la debilidad o parálisis de los músculos extraoculares y anomalías de la función cardíaca. Está causado por mutaciones en el ADN de las mitocondrias —las centrales de energía de la célula—. Las mitocondrias —y por tanto su ADN— pasan de la madre al feto a través del óvulo, no del ADN nuclear, que es una combinación del ADN de la madre y el padre. El proyecto de engendrar un bebé con tres progenitores consistiría en implantar el ADN nuclear de un embrión –heredado de su madre y su padre– en el óvulo de una donante, en el que las mitocondrias estarían operativas. De este modo, el niño tendría el material genético de sus padres pero no se vería obligado a sufrir los devastadores efectos derivados de heredar unas mitocondrias defectuosas.

Otras cuestiones éticas están relacionadas con el acceso a la información genética de la población. Los investigadores necesitan que las personas, tanto sanas como enfermas, que participan en los estudios los ayuden a responder a muchas cuestiones importantes sobre la correlación entre genotipo y fenotipo. Dan Roden, jefe del programa de medicina personalizada de la Universidad de Vanderbilt, en Tennessee, explicaba que «para "personalizar" la medicina, es necesario hacer un estudio genético de un número inmenso de pacientes de distintas ascendencias que presenten un mismo cuadro clínico».[38] Es decir, para comprender la mayoría de los trastornos de origen genético, tiene que secuenciarse el ADN de cientos de personas que los padezcan y luego comparar su ADN con el de miles de personas que no sufran esos trastornos, a fin de obtener un resultado estadísticamente significativo que les permita determinar la localización y secuencia del gen o los genes defectuosos. La pregunta por tanto es: ¿tenemos el deber moral de poner nuestros genes al servicio de la investigación?

Surgen en torno al tema cuestiones como si se debería informar o no a los pacientes que se someten al examen genético sobre hallazgos incidentales; por ejemplo, una mutación potencialmente dañina que los investigadores han descubierto por azar mientras buscaban algo diferente o que el padre de la paciente no es en realidad quien ella cree. Otras consideraciones son hasta qué punto tiene derecho nuestra familia a interferir en nuestra decisión de proporcionar información genética, teniendo en cuenta que la información que se obtenga de nuestros genes podría dar pistas también sobre los suyos, o si se debería permitir que los investigadores usen con fines experimentales muestras sobrantes de otros estudios. Se suscitan preocupaciones y preguntas sin fin.

Las cuestiones que en estos momentos trata de regular la normativa jurídica y pública para hacer frente a las consecuencias de disponer de información molecular de las enfermedades es otra señal del progreso real de la medicina molecular. Por ejemplo, ¿se pueden patentar los genes? Una empresa llamada Myriad Genetics patentó las mutaciones de los genes *BRCA1* y *BRCA2*, que implican un alto riesgo de desarrollar cáncer de mama, y esto le dio el monopolio del mercado. En un caso que hizo historia, se denunció a Myriad por su tenencia en exclusiva, y el caso acabó en el Tribunal Supremo de Estados Unidos en 2013. Los jueces tomaron la decisión unánime de que «un segmento de ADN, de origen natural, es producto de la naturaleza, y no se puede patentar por el simple hecho de haberlo aislado».[39] Esta decisión favorece sin duda el progreso: si hubiera patentes de por medio en los análisis de los, aproximadamente, mil ochocientos genes asociados a alguna enfermedad que se han descubierto hasta el momento, el coste de hacerse un análisis para comprobarlos todos no estaría al alcance de la mayoría de la gente ni de sus compañías de seguros.

La FDA y otros organismos reguladores no saben muy bien qué hacer con el tema de los test de biomarcadores, que son, o van a ser, extremadamente precisos y de venta directa al consumidor. En este momento, el proceso para que la FDA apruebe un test de biomarcadores como diagnóstico para una determinada enfermedad cuesta aproximadamente veinticuatro millones de dólares. Hay literalmente cientos, si no miles, de nuevos diagnósticos basados en información genómica, proteómica y otros tipos de información molecular que están superando con éxito los ensayos clínicos. No todas las empresas querrán dedicar el tiempo y el dinero que conllevaría conseguir un certificado de la FDA, sobre todo si el volumen de mercado para un análisis especializado no justificaría los gastos. Dada la situación, un test de este tipo podría venderse quizá en zonas como la Unión Europea, donde el proceso de aprobación es más barato y más rápido. Otra posibilidad es que las empresas no garantizaran la precisión de diagnóstico de sus análisis genéticos y recomendaran al paciente que, de haber algún problema, consulte a su médico. Aunque no haría falta ser un genio para darse cuenta de los verdaderos motivos.

Ejemplo de esto es la experiencia de 23andMe, una empresa que, hasta hace poco, por cien dólares le vendía al cliente un perfil genético que indicaba el riesgo de padecer diversas enfermedades, solo con que el cliente le proporcionara una ampolla con su saliva. A finales de 2013, la FDA hizo una seria advertencia a 23andMe, que comercializa sus productos directamente con el consumidor, diciendo:[40]

Algunos de los usos a los que está destinado el servicio de genoma personal que ofrece 23andMe son algo preocupantes —como por ejemplo la valoración de los riesgos genéticos asociados al gen *BRCA* y la respuesta a ciertos medicamentos– por las posibles consecuencias que podría tener para la salud una valoración equivocada, ya sea positiva o negativa, de indicaciones de alto riesgo como estas. Las valoraciones categóricas de la respuesta a los medicamentos entrañan el riesgo de que los pacientes que confíen en estos análisis empiecen a hacerse cargo personalmente de sus tratamientos, y tal vez a cambiar las dosis o incluso a abandonar ciertas terapias en función de los resultados de la evaluación. Por ejemplo, unos resultados equivocados sobre la respuesta del paciente a la warfarina podrían significar para él un riesgo absurdo y considerable de sufrir una enfermedad, lesión o incluso la muerte debido a una trombosis o a episodios de sangrado derivados del tratamiento con un medicamento a una dosis que no le procure el efecto anticoagulante debidamente calibrado.

En respuesta a la advertencia de la FDA, 23andMe ha dejado de facilitar informes de salud a nuevos clientes, limitándose a ofrecer informes de ascendencia y datos genéticos sin procesar. Pero indudablemente no sabemos cómo acabará la historia. Las llamadas de consumidores y pacientes solicitando análisis diagnósticos basados en datos genéticos, proteómicos, metabolómicos, microbiómicos y de otro tipo son cada vez más insistentes, a medida que esta clase de análisis van siendo más asequibles y precisos. Hay en la actualidad empresas dispuestas a proporcionarte no solo datos genómicos, sino información proteómica, metabolómica y microbiómica, derivada de una muestra de sangre o de materia fecal, con un considerable contenido diagnóstico. Y querrás tener esta información, que te ayude a diagnosticar una enfermedad o, como veremos, a conservar la buena salud. Cómo se actúe frente a las presiones pondrá a prueba los límites del poder que ostentan los organismos reguladores de todo el mundo.

Hay otras presiones resultantes de una práctica personalizada de la medicina a las que estos organismos reguladores deberán atender. Las prácticas personalizadas no son muy compatibles con los procesos actuales de comprobación y aprobación de medicamentos. Un fármaco considerado poco seguro en un ensayo clínico clásico podría en realidad ser seguro –y efectivo– para pacientes que tuvieran un determinado perfil genético. O uno considerado ineficaz para la mayoría de la población podría ser extremadamente efectivo para un pequeño número de personas con un determinado defecto genético. El desarrollo del medicamento beta-bloqueante bucindolol (Gencaro) se paralizó cuando un estudio demostró en 2001 que no contribuía a la supervivencia de las personas que padecían insuficiencia cardíaca. Pero tras descubrirse que aquellos pacientes con dos variantes genéticas capaces de regular la función cardíaca responden bien al Gencaro, se avivó de nuevo el interés por el medicamento, y están previstos nuevos ensayos clínicos, centrados en los pacientes que presentan dichas variantes genéticas.[41] Combinando los ensayos clínicos de los fármacos con análisis genéticos, los investigadores pueden determinar más fácilmente quién se beneficiará de un medicamento y quién sufrirá efectos adversos.

Van planteándose también cuestiones de regulación a medida que comprendemos con más detalle la biología de

enfermedades complicadas como el cáncer. Sus caracterizaciones a nivel molecular revelan diferencias entre la enfermedad que sufre una persona respecto a la que sufre otra.
Como consecuencia, cada vez son más las afecciones supuestamente comunes que empiezan a ser enfermedades raras.
Por ejemplo, un cáncer de pulmón en fase avanzada puede
tener ochenta mutaciones o más; y es posible que un determinado patrón de mutación se observe en un solo paciente.
Es difícil llevar a cabo un ensayo clínico aleatorizado y controlado, que suele ser un requisito que ponen los organismos
reguladores para dar la aprobación a un medicamento, cuando se tiene en él un solo paciente. El procedimiento que se
está desarrollando para estos casos es el que se denomina ensayo clínico n=1, un ensayo que consiste en el estudio experimental de una sola persona. ¿Medicina personalizada, de-
cíamos? En los ensayos de n=1, se le administrarían al único
participante tanto el medicamento activo como el placebo, y
la aleatorización consistiría en el orden en que se le adminis-
traran ambas sustancias. Aunque los ensayos de n=1 se han
desechado por no ofrecer más que «pruebas anecdóticas»,
Nicholas Schork y su equipo de colaboradores en Scripps
Health han esgrimido el argumento, bastante convincente,
de que «el objetivo de un ensayo de n=1 es en última instan-
cia determinar la forma óptima o mejor de intervenir en el
caso de un paciente individual utilizando criterios objetivos
basados en datos concretos», y por tanto es «compatible con
el objetivo último y fundamental de la práctica clínica, que
es la asistencia a pacientes individuales».[42] Por ejemplo, hay
cuatro clases principales de medicamentos antihipertensi-
vos, y algunos médicos han utilizado un procedimiento de

rotación con estos medicamentos para ver cuál es más efectivo en cada caso individual, con el consiguiente beneficio para el paciente.

Las cuestiones de índole social que se derivan de la práctica de la medicina personalizada están demostrando ser igual de contenciosas que las consideraciones de carácter ético, si no más. El test genético prenatal para detectar en el feto el síndrome de Down, la enfermedad de Tay-Sachs o un sinfín de otras patologías genéticas hereditarias está cambiando en un sentido muy sustancial nuestras sociedades, ya que en la mayoría de los casos la detección va seguida de un aborto. La consecuencia de introducir un simple análisis prenatal de sangre para detectar si el feto tiene síndrome de Down ha supuesto un aumento notable de los abortos: en Europa, la madre interrumpe el embarazo en más del 90% de los casos, y el porcentaje es solo ligeramente menor en Estados Unidos;[43] esto significa que, en una generación o dos, el síndrome de Down podría desaparecer, a pesar de que hoy en día las mujeres empiezan a tener hijos a edad cada vez más avanzada, lo cual incrementa las probabilidades de que nazcan con este síndrome. Además, un análisis de sangre puede revelar en la actualidad muchos otros detalles sobre el feto, incluido el sexo. A consecuencia de esto, en aquellas sociedades que no valoran demasiado a las mujeres está empezando a generarse un alarmante desequilibrio entre sexos: por ejemplo, China tendrá casi cuarenta millones más de hombres que de mujeres en 2020.[44] Y la historia nos enseña que esta clase de desequilibrios pueden ser muy desestabilizadores para una sociedad.

Hemos tratado toda una diversidad de aspectos en este capítulo, y el mensaje está claro. La medicina personalizada

basada en el diagnóstico molecular está teniendo ya repercusiones muy hondas, y van a ser cada día mayores. Se están creando ya las primeras versiones del yo digital que in-
cluyen información genética además de los habituales datos
clínicos, y esta información se utiliza para detectar anomalías, diagnosticar enfermedades y orientar sobre cómo tratar
afecciones de origen genético, desde un trastorno congénito
hasta el cáncer, así como para determinar qué medicamentos
debes tomar y cuáles debes evitar. Muy pronto, a tu yo digital se le añadirán además análisis proteómicos de tu sangre
que permitirán detectar cualquier enfermedad que puedas
tener o a la que seas proclive, o si los fármacos que tomas o el
cambio de hábitos que estás adoptando en tu vida están sir-
viéndote para algo. Se están creando medicamentos dirigidos
muy específicamente a tratar la enfermedad concreta que
puedas padecer. Y la sociedad empieza a lidiar con el advenimiento de las nuevas tecnologías, que pueden informarte,
cada vez con mayor precisión, de todo lo que quieras saber
de ti. El trabajo preparatorio para la medicina personalizada
está ya hecho y, para quien se encuentre en la vanguardia, la
revolución ha comenzado.

6 | LA MEDICINA PERSONALIZADA EN LOS PRÓXIMOS AÑOS

¿Qué avances importantes podemos esperar en los próximos diez años? Como dijo el jugador estadounidense de béisbol Yogi Berra en su estilo inconfundible: «Es difícil hacer predicciones, más aún sobre el futuro». Pero hay cosas que están claras. La medicina personalizada no ha hecho sino empezar. Va a ir extendiéndose a medida que la gente obtenga y comparta sus datos digitales; va a ir haciéndose más precisa a medida que los grandes análisis de datos y los avances tecnológicos nos den un mayor conocimiento y comprensión de la enfermedad; va a ir expandiéndose y ocupándose de mantener la salud además de identificar y tratar las enfermedades; va a democratizar la asistencia médica porque los consumidores tendrán acceso directo a diagnósticos muy sofisticados; va a dar lugar a nuevas y colosales empresas cuyos productos estarán dirigidos a mantener el bienestar y a tratar enfermedades potenciales, más que enfermedades en curso; va a trastocar por completo las prácticas médicas vigentes, y va a plantear considerables dilemas éticos y sociales. Muchos de estos cambios provendrán de las cuatro áreas en que las labores de investigación son particularmente intensas: los avances en terapia génica, una mayor comprensión de la función cerebral, las investigaciones de la biología del envejecimiento y el uso de la medicina molecular para mantener el bienestar.

La medicina personalizada y la terapia génica son inseparables. El fundamento de la terapia génica es que, si logramos detectar la base genética de una enfermedad, podremos tratarla insertando en el genoma nuevos genes que reemplacen a los defectuosos. El razonamiento es muy simple: si un gen de tu genoma contiene una mutación que da lugar a una proteína que no funciona como es debido, ¿por qué no insertar en el genoma una copia funcional de ese gen? Llevarlo a la práctica ha sido sin embargo bastante más difícil. Por razones obvias, en su evolución nuestro cuerpo ha desarrollado complejos mecanismos de defensa para impedir que cualquier invasor inyecte su ADN o ARN en nuestro genoma.

Dado que la evolución ha producido virus que, como parte del proceso de infección, pueden insertar su genoma en el genoma de las células de destino, tras una intensa labor de investigación los científicos han conseguido utilizar virus para reemplazar los genes defectuosos de las células por versiones funcionales de esos genes. En las primeras tentativas se emplearon virus modificados, portadores del gen terapéutico, que no podían ser infecciosos (es decir, el virus era incapaz de autorreplicarse). El problema era que el virus ciertamente insertaba el nuevo gen en el genoma de la célula de destino, pero en lugares impredecibles, lo cual suponía un riesgo, ya que la inserción aleatoria de ADN en el genoma puede perturbar la expresión de otros genes y crear nuevos problemas. Parece que fue algo de este tipo lo que ocurrió en los ensayos de terapia génica llevados a cabo en el año 2000 para tratar a niños que padecían un trastorno del sistema inmunitario denominado inmunodeficiencia combinada grave, normalmente asociada al cromosoma X. Suele llamarse a esta inmunodeficiencia «síndrome del niño burbuja» porque los pacientes que sufren esta enfermedad son extremadamente sensibles a las infecciones, y a veces es necesario mantenerlos en un ambiente esterilizado para evitar bacterias o virus. Tristemente, algunos de los niños que recibieron terapia génica para reemplazar los genes defectuosos desarrollaron leucemia unos años después. Los investigadores creen que la inserción aleatoria del gen activó un oncogen, es decir, un gen que puede producir cáncer.[1]

Otro problema es que nuestro sistema inmunitario está programado para reconocer a los virus invasores y eliminarlos de nuestro cuerpo, y también para matar las células a las que ha infectado un virus. Estas reacciones inmunitarias pueden llegar a ser tan fuertes que a veces resultan letales. Como contaba un artículo publicado en *The New York Times* en 1999, Jesse Gelsinger sufría de deficiencia de ornitina transcarbamilasa (DOT), un raro trastorno genético que da lugar a la acumulación de amoniaco debido a una descomposición incompleta de las proteínas.[2] En el caso de Jesse, esto estaba controlado con una dieta baja en proteínas y con medicamentos –treinta y dos pastillas al día–. En un intento por corregir esta deficiencia, se le inoculó un virus del resfriado, genéticamente modificado, que contenía el gen para la DOT. La respuesta inmunitaria fue tan fuerte que le provocó una insuficiencia orgánica múltiple y murió cuatro días después. Aquel fue un día aciago no solo para Jesse, sino también para la terapia génica. Se suspendieron las investigaciones durante casi diez años.

Este y otros fracasos han provocado cierto escepticismo respecto a la terapia génica y su capacidad para tratar enfermedades hereditarias como la de Gaucher o la de Huntington, u otras como el cáncer. La insistencia en que están a la vuelta de la esquina una serie de terapias génicas eficaces que nos ofrecerán un nuevo método para curar afecciones hasta ahora incurables suele desecharse como hiperbólica. Cuando en junio de 2002 se anunció una versión rudimentaria de la secuenciación del genoma humano, Bill Clinton dijo:

> La ciencia genómica revolucionará el diagnóstico, la prevención y el tratamiento de la mayoría, si no de todas, las enfermedades humanas. En los años venideros, poco a poco los médicos serán capaces de curar enfermedades como la de Alzheimer, la de Parkinson, la diabetes y el cáncer atacando sus raíces genéticas [...] De hecho, es ya concebible que para los hijos de nuestros hijos la palabra *cáncer* sea únicamente el nombre de una constelación de estrellas.[3]

No ha resultado ser del todo así... aún. Pero hay signos de progreso.

¿Qué es lo que está cambiando? En 2012, la Agencia Europea de Medicamentos autorizó la primera terapia génica para uso humano: Glybera, un medicamento para tratar la deficiencia de la lipoproteína lipasa, una enfermedad hereditaria muy rara (un caso por millón) que puede dar lugar a una pancreatitis aguda.[4] El vector viral, es decir, el vehículo utilizado para introducir el material genético, es un virus que no induce una fuerte respuesta inmunitaria, denominado virus adeno-asociado (VAA), que se inyecta en el músculo del muslo. El tratamiento ha demostrado reducir los niveles de lípidos en sangre e impedir un ataque de pancreatitis durante un plazo de hasta dos años. El éxito del medicamento ha dado lugar a que en estos momentos estén desarrollándose otras terapias génicas con VAA para tratar, por ejemplo, la hemofilia, la degeneración de la retina, la enfermedad de Parkinson y la distrofia muscular. Asimismo, como explicaba en el capítulo anterior, se está demostrando la utilidad de los virus cuando se trata de introducir genes en células inmunitarias a fin de potenciar su capacidad para reconocer células tumorales.

Hablaba en el capítulo 5 del éxito cada vez mayor de una forma de terapia génica que utiliza ARN de interferencia pequeño (ARNip) u oligonucleótidos (pequeños fragmentos de ADN o ARN, generalmente de unas veinte bases de longitud) antisentido para silenciar los genes de destino asociados con una determinada enfermedad. Isis Pharmaceuticals, una empresa de biotecnología con sede en California, recibió la aprobación de la FDA para Kynamro, un medicamento destinado a reducir los niveles de colesterol en sangre inhibiendo para ello la producción de una proteína que las lipoproteínas de baja densidad necesitan para formarse.[5] Además, Alnylam Pharmaceuticals, otra empresa de biotecnología con sede en Boston, está desarrollando un medicamento con ARNip llamado patisiran que entró en la última fase de los ensayos clínicos a finales de 2013.[6] El patisiran silencia el llamado gen de la transtiretina (*TTR*). Las mutaciones en este gen hacen que se fabriquen proteínas TTR defectuosas que pueden formar placas de amiloide insolubles, compuestas de proteína desnaturalizada, en el tejido cardíaco y nervioso, provocando insuficiencia cardíaca y una sensación progresiva de insensibilidad en las manos y los pies. El único tratamiento que existe en la actualidad es un trasplante de hígado. Se prevé que el descenso de los niveles de proteína TTR en sangre inducido por el patisiran reducirá el depósito que formaría las placas de amiloide, y quizá hará que se disuelvan las placas formadas con anterioridad. Hay muchos otros medicamentos con base de ADN o ARN en proceso de desarrollo clínico, y existen razones de peso para suponer que van a ser muy efectivos.

Por tanto, el futuro de la terapia génica es cada vez más prometedor. Un avance particularmente emocionante es que la tecnología para manipular genéticamente el ADN está evolucionando a gran velocidad. Es posible que pronto podamos recurrir a la nanocirugía para corregir defectos del ADN. La tecnología de lo que se denomina repeticiones palindrómicas cortas agrupadas y regularmente espaciadas puede usarse para cortar y eliminar el ADN de los genes defectuosos e insertar la secuencia correcta. Como afirma Feng Zhang, profesor del Instituto Tecnológico de Massachusetts: «Podemos entrar en el genoma nativo, el ADN natural de la célula, y luego hacer en él una modificación para corregir mutaciones deletéreas».[7] Es increíble. Esta técnica se ha utilizado ya para curar a ratones de defectos genéticos causantes de cataratas y para insertar ADN en el genoma de las células madre a fin de corregir el gen de la fibrosis quística. Otros investigadores están empleando la técnica para eliminar un gen denominado *PCSK9*, lo cual puede significar un descenso drástico de los niveles de colesterol LDL, por lo que podría representar una «vacuna» contra las enfermedades cardíacas.[8] De modo que la terapia génica está viviendo un espectacular renacimiento, y son muchos los medicamentos génicos personalizados, precisos y sin riesgos que empiezan a estar al servicio de las prácticas clínicas cotidianas.

La medicina personalizada y el cerebro: esto sí es algo muy serio. Empecemos por la demencia, por olvidarte de quién eres. Es una enfermedad de la vejez, y su incidencia se duplica cada cinco años, aproximadamente, a partir de los sesenta y cinco. La demencia tiene una prevalencia extrema en la vejez: las cifras se elevan de un 12% a los ochenta años a un 22% en el caso de los hombres y un 30% en el caso de las mujeres a los noventa.[9] Así que igual quieres vivir muchos años, pero confía con todas tus fuerzas en que haya una cura para la enfermedad de Alzheimer y otros trastornos causantes de deterioro cognitivo para cuando cumplas los ochenta (algo que, esperemos, sea más agradable que levantar pesas). Tendrás, además, que ahorrar mucho dinero: en Estados Unidos en 2010, el coste de la asistencia a personas con demencia fue del orden de doscientos billones de dólares, teniendo en cuenta el coste de los servicios de asistencia en la vida cotidiana.[10] No es una broma: disponer de asistencia veinticuatro horas al día puede costar fácilmente cien mil dólares al año. Seguro que tus hijos te quieren mucho, pero si tienen que pagar esta cifra, quizá piensen con nostalgia en los tiempos –posiblemente mitológicos– en que los inuit podían sentar a sus mayores enfermos en la placa de hielo más cercana y enviarlos a alta mar.

¿Qué te parecería disponer de una medicina personalizada para tu salud mental? Según la Alianza Nacional sobre Salud Mental estadounidense, casi una de cada dos personas que vive en Estados Unidos sufre de depresión, trastornos de ansiedad o algún otro problema de salud mental en algún momento de su vida, y alrededor de una de cada diecisiete sufre en la actualidad alguna enfermedad mental grave.[11] Los costes derivados de las enfermedades mentales superan los cien billones de dólares anuales en pérdida de productividad; y a esto se suma que los colegios tienen que ofrecer educación especial, que los tribunales están saturados de gente con trastornos mentales y que los problemas de salud mental que conducen al suicidio son una de las principales causas de muerte entre los jóvenes.

Y luego están todos los demás problemas relacionados con el cerebro: la enfermedad de Huntington, la de Parkinson, la epilepsia, la esquizofrenia, el autismo, la meningitis, la apoplejía, la conmoción cerebral, los tumores en el cerebro..., la lista es muy larga. Y lo cierto es que no somos demasiado hábiles a la hora de tratar ninguna de estas dolencias. Así que ¿va a hacer algo al respecto la medicina personalizada? Es difícil contestar a esta pregunta. Hasta el momento, en lo que al cerebro se refiere, la medicina personalizada se ha limitado a intentar crear antidepresivos y otros medicamentos empleados en el tratamiento de trastornos mentales cuidando de que no provoquen reacciones adversas. En general, el campo está limitado fundamentalmente por una comprensión insuficiente de cómo funciona el cerebro. De modo que la pregunta obvia es: ¿vamos a ver avances en la comprensión del funcionamiento cerebral a lo largo de la próxima década, que a continuación es de suponer que permitirían buscar soluciones individualizadas? La respuesta a esto es: probablemente.

El problema central en este caso es relacionar la biología del cerebro con el comportamiento. Al utilizar técnicas como la resonancia magnética funcional para la obtención de imágenes, se puede observar actividad en diversas partes del cerebro en respuesta a diversos estímulos. Sin embargo, a pesar de todos los avances, la resolución espacial sigue siendo relativamente poco detallada. Cada pixel de la imagen obtenida por resonancia magnética funcional corresponde al menos a cien mil neuronas; la activación de las neuronas individuales, por tanto, no se puede observar. Y es esencial detectar estos sucesos individuales. Cada pensamiento que tenemos probablemente se deba a un «comportamiento emergente» provocado por la activación simultánea de miles de neuronas. La expresión *comportamiento emergente* alude, en este caso, a un comportamiento que no se puede predecir mediante el análisis de ninguna neurona individualizada; es la interacción de muchas neuronas a un tiempo lo que hace posible que nuestro cerebro piense, actúe y sueñe. El potencial de comportamiento emergente del cerebro es inmenso. Hay aproximadamente once mil millones de neuronas cerebrales, y cada una de ellas tiene una media de siete mil conexiones con otras neuronas. Estas células nerviosas están conectadas entre sí por sinapsis que transmiten señales eléctricas de una neurona a la siguiente, lo cual significa que puede haber aproximadamente cien billones de sinapsis individuales activándose en un mismo momento. En el lenguaje de la «ómica», se denomina a esto conectoma. Es una tarea formidable cartografiar el conectoma y correlacionar miles, decenas de miles o incluso un número mayor de sinapsis que se activan al unísono con nuestra facultad de recordar, sentir, ver y hablar.

Existe una gran cantidad de nuevas tecnologías descabelladas y magníficas que intentan hacer justamente eso. Están actualmente en proceso de desarrollo sensores de tamaño nanométrico que, una vez implantados en el cerebro, detectarán impulsos eléctricos, técnicas para obtener imágenes cerebrales dependiendo del voltaje de la corriente eléctrica que atraviese la membrana neuronal (que se correspondería con la activación nerviosa), así como una técnica llamada optogenética, que consiste en insertar en una población de neuronas un gen fotosensible que, en respuesta a la luz, crea unos canales de iones que atraviesan las membranas neuronales y puede así o activar o silenciar las neuronas. Obviamente, para procesar toda esta información es inmensa la infraestructura que se necesita. Como explican Rafael Yuste y George Church en un artículo publicado en *Scientific American* en 2014,[12] monitorizar la actividad de todas las neuronas del cerebro de un ratón podría generar trescientos *petabytes* en una hora. Compara esto con almacenar tu genoma, que solo tiene ochocientos *gigabytes*... ¡unas cuatrocientas mil veces menos datos! Y trabajar con el cerebro humano significaría generar, almacenar y analizar una cantidad de datos considerablemente mayor. Pero lo mismo que a Watson y Crick les era imposible imaginar en 1954 que pudiera secuenciarse el genoma entero, sería poco inteligente por nuestra parte asegurar que esta clase de monitorización no será posible en los próximos años.

Por tanto, está a la vista el día en que, gracias a una u otra técnica de obtención de imágenes, se podrán trazar mapas rudimentarios de la actividad cerebral asociados a nuestros estados de ánimo, nuestro comportamiento y nuestros actos. No es difícil imaginar que esto dará lugar a algunas terapias muy personalizadas –ya sea para la depresión, las adicciones, la esquizofrenia o un sinfín de trastornos más–, que solo tendrán que interferir en el patrón de actividad asociado a los extremos de un estado de ánimo o comportamiento dados. Igualmente, por supuesto, los avances podrían dirigirse en otros sentidos y dar lugar a que algunos clientes pagaran para que se les indujera un estado de orgasmo permanente u otras formas de placer extático. Si tendremos o no a nuestro alcance terapias como estas en los próximos diez años es desde luego muy discutible, pero hay bastantes probabilidades de que empecemos a vislumbrar el camino para llegar a ellas.

¿Y qué hay del envejecimiento? ¿Puede la medicina personalizada hacer algo al respecto? Dedicar atención a la gente mayor y tratar el envejecimiento como una enfermedad potencialmente evitable tiene sentido por muchas razones: los ancianos consumen un porcentaje desproporcionado del presupuesto para asistencia sanitaria, en gran parte debido a dolencias crónicas como la demencia, la artritis, la diabetes y enfermedades cardiovasculares, por no hablar de otras más graves como el cáncer. Los costes son enormes: las personas mayores de sesenta y cinco años constituían alrededor del 13% de la población de Estados Unidos en 2002, pero iba destinado a ellas el 36% del gasto total del país en asistencia sanitaria personal.[13] En Canadá, el porcentaje actual se acerca más al 44%.[14] En el resto de los países industrializados la tónica es la misma. Y las cifras van a ir subiendo, a medida que las generaciones nacidas durante el período de explosión demográfica que siguió a la Segunda Guerra Mundial crucen el umbral de los sesenta y cinco años. Algunas previsiones sugieren que los gastos derivados de la vejez se habrán duplicado para 2030. Sean cuales sean las cifras, está claro que la situación es insostenible.

Probablemente nunca se te haya ocurrido pensar que la vejez pueda considerarse una enfermedad, y, de hecho, a la FDA tampoco —no considera que la vejez sea un estado de deterioro que pueda tratarse—. Y es cierto que fomentar ese concepto, con su connotación de búsqueda de la inmortalidad, sin duda dará una imagen de ti un tanto excéntrica y fantasiosa. Pero la investigación dirigida a entender y tratar los procesos de envejecimiento ha ido adquiriendo respetabilidad y ha generado algunas propuestas bastante creíbles.

La explicación de los telómeros, por ejemplo, es cada vez más convincente. A principios de la década de 1960, Leonard Hayflick, profesor de la Universidad de Stanford, descubrió que cuando se cultivaban células fetales humanas en un medio que contuviera todos los ingredientes esenciales para que las células estuvieran contentas, se dividían aproximadamente cincuenta veces, luego se detenían y entraban en un período de senescencia. Esto significa que las células envejecían, y bien «se suicidaban» por un procedimiento denominado apoptosis o bien seguían vivas pero manifestaban perfiles de expresión génica diferentes a los previos, indicando una alteración, presumiblemente una reducción, de las capacidades funcionales. En la década siguiente, se descubrió que los telómeros, es decir, los extremos de las hebras de ADN de los cromosomas, contienen repeticiones regulares de las secuencias de ADN, telómeros replicados, y que cuando la célula se divide, no renueva por completo esas repeticiones de ADN; dicho de otro modo, cada vez que la célula se divide, el telómero se acorta. Este hallazgo se usó finalmente para explicar el «límite de Hayflick»: si los telómeros se acortan hasta un punto, las células ya no pueden dividirse.

Como consecuencia, el estudio de los telómeros es hoy en día un aspecto clave de las investigaciones del envejecimiento, ya que su comportamiento da a entender que la razón por la que envejecemos y morimos es que los telómeros se acortan a medida que avanzamos en edad, y el resultado son cada vez más células senescentes que no funcionan demasiado bien. Y parece que algo de verdad hay en ello. A edad avanzada, las células senescentes se acumulan en todo tipo de especies, desde ratones hasta seres humanos. Eliminar este tipo de células en los ratones ha demostrado mejorar su salud. Quizá hayas oído hablar de un trastorno llamado progeria. Los niños que la padecen experimentan un envejecimiento prematuro y mueren, esencialmente a causa de la vejez, en los primeros años de la adolescencia. Todos ellos tienen una mutación en un gen que provoca una rápida senescencia celular.

En los seres humanos, los telómeros cortos se asocian con muchas patologías relacionadas con la edad, entre ellas el cáncer, las enfermedades cardiovasculares y la demencia. Pero ¿sería posible la inmortalidad si pudiéramos mantener la longitud de los telómeros? No es imposible. En los estudios a los que se concedió el Premio Nobel en 2009, se identificó una proteína llamada telomerasa, que puede alargar el telómero a fin de que las células sigan dividiéndose. Este descubrimiento estuvo seguido de la identificación de un tipo de gusano que es, a todos los efectos, inmortal.[15] Como explica el doctor Aziz Aboobaker, de la Universidad de Nottingham: «Parece ser que los gusanos planos, o planarias, son capaces de regenerarse indefinidamente, desarrollando nuevos músculos, piel, intestinos e incluso un cerebro entero una vez tras otra». ¿Y cómo es eso? Sigue diciendo Aboobaker:

> Normalmente, cuando las células madre se dividen —para el crecimiento, para curar heridas o durante la reproducción—, empiezan a dar señales de envejecimiento. El envejecimiento de nuestra piel quizá sea el ejemplo más visible de este efecto. Las planarias, en cambio, misteriosamente son capaces de evitar el proceso de envejecimiento y hacer que sus células sigan dividiéndose.

El equipo de Nottingham identificó una versión planaria del gen que codifica la telomerasa y descubrió que al menos las planarias de una determinada especie incrementan drásticamente la actividad del gen de la telomerasa cuando se regeneran, permitiendo con ello que las células madre mantengan sus telómeros intactos cuando se dividen para reemplazar tejidos que faltan y es necesario reponer.

Aunque todas las células contienen el gen de la telomerasa, en la mayoría de ellas tiene un bajo nivel de expresión (o no se expresa en absoluto). Se expresa en un subgrupo de células sanguíneas denominado células mononucleares de sangre periférica y su actividad puede medirse por medio de un análisis de sangre relativamente sencillo; o existe también la posibilidad de medir la longitud de los telómeros en diversos tejidos. Se ha investigado para encontrar sustancias que activen la telomerasa, y de hecho se han identificado pequeñas moléculas que actúan en ese sentido y que en los primeros estudios parecen haber mejorado la salud de ratones. Curiosamente, las estatinas dirigidas a inhibir la síntesis del colesterol parecen tener un efecto activador de la telomerasa; hay pruebas de que las hormonas del crecimiento –la hormona humana del crecimiento, por ejemplo– la activan también; la meditación y la dieta mediterránea se han asociado asimismo con el alargamiento de los telómeros, y otro importante factor es el ejercicio, pues hay cada vez más pruebas de que tiene una influencia directa en la activación de la telomerasa, es decir, en mantenerte joven.

Haber observado que el ejercicio influye en la longitud de los telómeros podría explicar los asombrosos beneficios que tiene la actividad física en casi todos los aspectos de la salud humana. Se trata de un medicamento fascinante: reduce el riesgo de padecer cáncer de colon en al menos un 25%; de mama, entre un 20 y un 40%; de pulmón (en fumadores), en un 35%, y de piel (en ratones) en más de un 60%.[16] Una declaración de la Asociación Americana del Corazón de 2003 dice: «La actividad física habitual previene el desarrollo de la enfermedad de las arterias coronarias y reduce los síntomas en los pacientes que la padecen».[17] Hay también pruebas de que el ejercicio reduce el riesgo de padecer otras enfermedades crónicas, como diabetes tipo 2, osteoporosis, obesidad y depresión. Baja asimismo la tensión arterial. En realidad... ¿qué no hace el ejercicio? Y además, parece ser que nos ayuda a mantener la longitud de los telómeros, lo cual explicaría sus cualidades de «solución mágica». En un artículo publicado en 2008, Tim Spector y sus asociados del King's College de Londres examinaron los efectos que tenía el ejercicio en dos mil cuatrocientos pares de gemelos idénticos, y lo que descubrieron no dejaba lugar a dudas:

> Los telómeros de las personas que hacían una cantidad moderada de ejercicio —unos cien minutos a la semana de una actividad como el tenis, la natación o correr— parecían por término medio pertenecer a alguien unos cinco o seis años más joven que los de aquellas que hacían la cantidad mínima de ejercicio —unos dieciséis minutos a la semana—. Las que más ejercicio realizaban —alrededor de tres horas a la semana de una actividad entre moderada y vigorosa— tenían telómeros que parecían unos nueve años más jóvenes que los de las personas que menos ejercicio practicaban. A la par que aumentaba la cantidad de ejercicio, se incrementaba la longitud telomérica.[18]

Un posible inconveniente de la activación telomérica es que aproximadamente el 90% de las células tumorales muestran actividad telomérica, lo cual es coherente con la capacidad que tienen para dividirse indefinidamente; así que la posibilidad de aumentar el riesgo de desarrollar un cáncer sería un tema que se debería tener en cuenta —aunque está claro que el ejercicio no aumenta el riesgo de cáncer; más bien al contrario—. En cualquier caso, es probable que pronto descubramos cómo prevenir la acumulación de las células senescentes, que nos hacen envejecer. Es un avance al que bien podría llegarse en los próximos diez años. Al fin y al cabo, el verdadero milagro es que nacieras y crecieras hasta llegar a ser lo que eres; corregir los defectos que aparecen en realidad es solo cuestión de comprender la biología a nivel molecular y utilizar esa comprensión para regenerar los tejidos a medida que envejecen. Entretanto, tal vez no esté de más darse una vuelta por el gimnasio.

Están apareciendo además otros análisis para detectar biomarcadores relacionados con la edad. Hay un tipo de modificación epigenética que se produce cuando ciertos marcadores químicos denominados grupos metilo se adhieren a regiones específicas del ADN genómico: como resultado, queda inhibida la producción de proteínas por parte de los genes de estas regiones. Steve Horvath, de la Universidad de California, examinó la relación entre la metilación del ADN y el envejecimiento del tejido del cerebro, el pecho, la piel, el colon, los riñones, el hígado, los pulmones y el corazón tomado de personas de distintas edades, desde recién nacidos hasta individuos de ciento un años. Encontró trescientos cincuenta y tres puntos en que los grupos metilo aumentaban o disminuían con la edad y desarrolló un algoritmo predictivo basado en estos datos. Como explicaba la revista *Genome Biology* en 2013, descubrió que la edad computada basándose en la metilación del ADN determinaba con claridad que numerosos tejidos tenían tan solo unos pocos años de edad.[19]

En células madre embrionarias y pluripotentes inducidas, la edad de metilación del ADN demostró ser cercana a cero. Horvath señala: «El objetivo con el que he inventado esta herramienta para predecir la edad es ayudar a los científicos a entender qué acelera y qué ralentiza el proceso de enveje-cimiento humano».[20] Tiene pensado examinar si la metila-ción del ADN es solo un marcador del envejecimiento o si influye en él.

El ataque al envejecimiento es cada vez más fuerte. La observación que explicaba en el capítulo 3 de que la sangre de unos ratones jóvenes había dado lugar al rejuvenecimien-to del corazón de ratones viejos, se ha confirmado reciente-mente y extendido a otros órganos. En tres estudios distin-tos publicados en las revistas *Science* y *Nature* en 2014, varios científicos contaban que habían revertido el envejecimiento de los músculos y el cerebro de ratones viejos al introdu-cir en sus venas la sangre de ratones jóvenes –o la proteína GDF11–.[21] Investigadores de Harvard observaron que los ratones tratados podían correr en la noria más tiempo segui-do y que tenían más vasos sanguíneos ramificados en el ce-rebro que aquellos a los que no se había tratado. La proteína GDF11 existe también en la sangre humana. ¿Será extensivo a nosotros lo que se ha observado en los ratones? Sin duda lo averiguaremos en los próximos diez años.

Craig Venter, famoso por ser el primero en secuenciar el genoma humano, se ha subido también al carro antiedad, y a comienzos de 2014 recaudó más de setenta millones de dóla-res para fundar una empresa llamada Human Longevity, Inc. Su director ejecutivo, Peter Diamandis, aseguró que el obje-tivo de la empresa es «convertir a la gente de cien años en la nueva generación de sesenta».[22] Para ello, el plan es escanear el ADN de hasta cien mil personas al año y crear una gigantesca base de datos, que se complementará con informaciones microbiómicas, proteómicas y metabolómicas. Correlacionar estos datos con la edad y la presencia o ausencia de enfermedades es de suponer que dará lugar a nuevos análisis y terapias que podrán ayudar a alargar la vida humana sana.

Google ha saltado a la palestra de la longevidad creando una empresa llamada Calico.[23] Corren rumores de que el objetivo de Calico es prolongar la vida de las personas nacidas en las dos últimas décadas hasta los cien años. Google, por supuesto, va a tener la ventaja de disponer de unas herramientas insuperables para la extracción de datos. Como inversor en 23andMe cuando esta era una empresa incipiente, tiene acceso además a una cantidad ingente de datos genómicos para analizar.

Además, han empezado a emerger, a una frecuencia cada vez mayor, otras empresas con objetivos similares, respaldadas por sumas astronómicas provenientes de inversores privados. Como explica Steve Edwards, analista de políticas de la Asociación Americana para el Avance de la Ciencia, «para bien o para mal, la práctica de la ciencia en el siglo XXI empieza a estar cada vez menos moldeada por las prioridades nacionales o las revisiones realizadas por expertos y más por las preferencias particulares de individuos que tienen muchísimo dinero».[24] Y la influencia de estos individuos parece destinada a seguir creciendo, dado el relativo declive de la investigación de financiación pública y la riqueza inmensa de algunos inversores privados. Un análisis del *The New York Times* revela que las cuarenta personas, aproximadamente, que más dinero donan a la ciencia y que se han comprometido por escrito a donar sus fortunas a instituciones benéficas tienen bienes que superan el cuarto de billón de dólares. No es descabellado suponer que una parte considerable de este dinero se invertirá en investigaciones para alargar la vida humana, y en especial la vida del individuo adinerado.

¿Qué nos reservan los próximos diez años en términos de medicina personalizada y cuidados preventivos para mantener el bienestar? Este sector experimentará sin duda un crecimiento explosivo. Los estadounidenses se gastan más de treinta billones de dólares al año en productos naturales para la salud que no ofrecen ninguna garantía,[25] y algo más en «alimentos funcionales» (como el yogur probiótico) que tal vez les reporten algún beneficio, pero normalmente no lo saben con seguridad. Imagínate lo que gastarían los consumidores si supieran que los alimentos y suplementos alimenticios que compran iban a beneficiarlos de verdad. Y lo que es más importante, sería muy conveniente saber qué medicamentos van a surtir efecto en nuestros organismo y son compatibles con nosotros. Las reacciones adversas a los fármacos generan aproximadamente diez millones de visitas anuales a los hospitales de Estados Unidos y cuestan alrededor de doscientos billones de dólares. Algunos programas que están ya en marcha en estos momentos se ocuparán de todos estos problemas y muchos, muchísimos más. Uno de ellos es el que está organizando Leroy Hood, del Instituto de Biología de Sistemas, de Seattle.[26] Hood es un defensor e impulsor de la medicina personalizada extremadamente persuasivo y su estudio bien podría a ser un excelente primer ejemplo de la medicina preventiva del futuro.

Si quieres saber de ti todo lo posible, el estudio de Hood te interesa. Se examinará a los participantes extensivamente, tanto a nivel molecular como macroscópico, utilizando los métodos más avanzados que la «ómica» y la tecnología de percepción remota han permitido crear. Se secuenciará y analizará el genoma de los participantes para determinar su compatibilidad con distintos medicamentos e identificar factores de riesgo que favorezcan la aparición de enfermedades. Se monitorizarán de continuo su actividad física, ritmo cardíaco y patrones de sueño. Y cada tres meses, se analizarán y monitorizarán las especies microbianas presentes en el colon, metabolitos como la glucosa en sangre (biomarcador de la diabetes) y la creatina (biomarcador de la función renal), así como unas cien proteínas que indicarán la salud del hígado, los pulmones, el cerebro y el corazón en busca de cualquier transición de la salud a la enfermedad.

Con el tiempo, los planes de Hood son implicar a cien mil individuos, generar grandes nubes de datos personales de todos ellos y seguirlos de cerca durante treinta años o más. Es muestra de su pasión y determinación, por no hablar de su optimismo, que a sus más de setenta y cinco años se esté embarcando en un estudio que podría tardar treinta años en alcanzar la madurez. A lo largo de este período, se observará entre los participantes una transición a dolencias comunes como las enfermedades cardiovasculares y neurológicas o el cáncer y, analizando estos datos, Hood espera poder desarrollar modelos predictivos para delinear biomarcadores de la enfermedad incipiente, lo cual permitirá una intervención temprana, antes de que ponga en peligro la vida del participante, así como maneras de detectar que una enfermedad se ha resuelto, lo que significará que los biomarcadores han regresado a la normalidad. Esos biomarcadores deberían permitirle asimismo determinar con rapidez si la terapia que se está utilizando para tratar cualquier enfermedad está, efectivamente, surtiendo efecto.

Todos estos datos y los análisis subsiguientes darán la posibilidad de tomar medidas. Como escribe Hood:

> La posibilidad de tomar medidas es una perita en dulce para un individuo que, con una corrección, podría mejorar su calidad de vida o evitar una enfermedad. A un amigo, le dijeron a los treinta y tantos años que tenía una osteoporosis de aparición precoz, una enfermedad que en el peor de los casos podía confinarlo a una silla de ruedas para el resto de su vida. Tras un análisis genético, descubrió que tenía afectada la capacidad para absorber el calcio. Tomó veinte veces la cantidad habitual de calcio durante varios años y consiguió así que su estructura ósea volviera a la normalidad; doce años después sigue viviendo con un régimen de vida normal. Por tanto, este es un defecto genético para el que se pueden tomar medidas, ya que es posible corregirlo tomando más calcio.

Otro ejemplo que da Hood es el de un médico que empezó a perder el interés por su profesión y a tener dificultades para concentrarse. Al cabo de un tiempo, viendo que el problema continuaba, se hizo unos análisis de sangre. Resultó que tenía una grave deficiencia de hierro. Pocos días después de haber comenzado la terapia sustitutiva, volvió a la normalidad, retomó su vida anterior y empezó a mostrar el mismo entusiasmo de siempre. Hood está convencido de que tenemos entre trescientas y quinientas variantes genéticas de este tipo para las que se pueden tomar medidas y que muchas de ellas provienen de deficiencias nutricionales que se pueden corregir con facilidad.

Hoy en día, la práctica de la medicina, sobre todo en los hospitales, está enfocada en tratar la enfermedad más que en prevenirla. La sanidad pública y la atención primaria que están en manos de los médicos de familia sí hacen hincapié en los cuidados preventivos, pero principalmente alentando al paciente a hacer ejercicio y llevar una dieta sana, además de dejar de fumar. Hay una notable diferencia entre la tosquedad de esta táctica y la precisión de la información individualizada que se obtiene y analiza en la iniciativa de Hood. Los datos combinados que generen esta y otras iniciativas en pro del bienestar serán de un valor incalculable, pues establecerán una base de datos que se podrá explotar para crear nuevos análisis de biomarcadores que determinen la salud y la enfermedad y ofrezcan nueva información sobre los efectos del entorno y la dieta en nuestro estado físico y mental; darán lugar asimismo a empresas completamente nuevas cuyo objetivo será mantener la salud del ciudadano y prolongarle la vida. Por ejemplo, los datos que ofrezcan pruebas de que estás cada vez más cerca de desarrollar una enfermedad servirán para crear nuevas terapias dirigidas a corregir esas tendencias en lugar de a tratar la enfermedad en sí.

¿Qué más podemos esperar que ocurra en los próximos diez años? De una cosa podemos estar seguros, y es de que vamos a hacer nuevos descubrimientos biológicos que trastocarán cualquier noción que tengamos en la actualidad sobre cómo funcionan nuestras células y nuestro cuerpo. La función que cumple el 98% de nuestro genoma que es ADN no codificante constituye un campo de intensa investigación, y parece ser que una gran parte de esa área no codificante del genoma desempeña funciones reguladoras de la expresión génica. A esto se suma que aproximadamente el 90% de las mutaciones asociadas a la enfermedad se encuentran en regiones no codificantes, y averiguar cómo influyen en el desarrollo de la enfermedad esas mutaciones probablemente dé lugar a nuevas modalidades de tratamiento.

Nos esperan otras sorpresas, a medida que vayamos identificando nuevos biomarcadores asociados con la enfermedad y el bienestar. Como ya comentaba, están cada vez más cerca de ser de uso común los diagnósticos que utilicen datos genómicos, proteómicos y de otro tipo. Una serie de estudios recientes ha revelado que los pequeños fragmentos de ARN denominados micro-ARN (mi-ARN) de fluidos corporales como la sangre pueden tener también una importante utilidad diagnóstica, como la detección precoz del cáncer. Por ejemplo, el cáncer de páncreas suele ser difícil de detectar hasta que ya es demasiado tarde. Nicolai Schultz, del hospital Herlev de Copenhague, ha identificado un panel de dichos mi-ARN en la sangre que parecen detectar la presencia de cáncer de páncreas.[27] Schultz afirma: «El test podría diagnosticar más cánceres de páncreas, algunos de ellos en fase inicial, y por tanto podría hacer que aumentara el número de pacientes a los que se puede operar y posiblemente curar». Otros estudios hacen pensar que se podrían utilizar análisis de mi-ARN para detectar el cáncer de ovario, otro cáncer que la mayoría de las veces se descubre cuando ya es demasiado tarde para que cualquier terapia sea efectiva.

La potencial utilidad diagnóstica de los mi-ARN no se limita al cáncer. Eckart Meese y Andreas Keller, de la Universidad de Saarland, han visto que, midiendo los niveles de doce tipos dc mi-ARN de la sangre, ha sido posible predecir, con una precisión del 93%, si una persona sufría o no la enfermedad de Alzheimer.[28] En una entrevista, decían:

> En esta fase de la investigación, tenemos solo una comprensión muy precaria de qué mecanismos biológicos rigen el patrón de los mi-ARN que hemos identificado. Los resultados que hemos obtenido hasta el momento nos dan cierta garantía de que los patrones característicos de los mi-ARN podrían ser un factor importante que tener en cuenta para los futuros diagnósticos de la enfermedad de Alzheimer.

Dado que esta enfermedad comienza años antes de que empiece a manifestarse el deterioro cognitivo, un examen que pudiera detectar las primeras etapas de la enfermedad permitiría intervenir a tiempo, antes de que se produjeran daños irreparables. También es posible que este tipo de pruebas sirvieran para evaluar si la terapéutica para el Alzheimer está surtiendo efecto, examinando si los niveles de mi-ARN regresan o no a un perfil normal.

Podemos esperar que aparezcan también nuevos tipos de diagnóstico. Se cuentan historias de perros que han alertado a sus dueños de enfermedades como el cáncer de pulmón o de mama. Quizá estos animales tengan la facultad de detectar compuestos orgánicos volátiles (COV) que podrían revelar un cáncer. Se están realizando numerosos estudios para determinar si los COV podrían utilizarse como biomarcadores de la enfermedad. Peter Mazzone y su equipo de investigadores de la Clínica de Cleveland han diseñado una prueba de aliento para detectar el cáncer de pulmón.[29] El test creado por Mazzone, una prueba de colorimetría, consiste en una diversidad de pigmentos que cambian de color cuando entran en contacto con ciertos compuestos orgánicos volátiles y es lo bastante sensible como para distinguir distintos tipos de cáncer de pulmón, entre ellos el de células no pequeñas, el adenocarcinoma y el carcinoma de células escamosas.

Habrá nuevos métodos para la detección de la enfermedad que surjan de fuentes insospechadas. El cáncer de páncreas, que mató al fundador de Apple, Steve Jobs, tiene una tasa de supervivencia a cinco años de solo el 15%, en parte debido a la actual imposibilidad de detectar la enfermedad en etapa temprana. Un chico de catorce años llamado Jack Andraka creó un tipo de análisis de bajo coste, que consiste básicamente en una tira de papel, para medir la mesotelina, un biomarcador del cáncer de páncreas.[30] El test utiliza nanotubos de carbono —minúsculos cilindros hechos de láminas de carbono de un átomo de grosor— recubiertos de un anticuerpo que se une a la mesotelina. Cuando esta proteína se adhiere al nanotubo, cambia la separación entre los nanotubos de carbono de un modo que cambia también su conductividad eléctrica. Su invento le valió el premio Gordon E. Moore, dotado con setenta y cinco mil dólares, el primer premio de la Feria Internacional de Ciencia y Tecnología de Intel en 2012, cuando tenía tan solo quince años.

Aparecerán también nuevos diagnósticos moleculares de enfermedades infecciosas. Por ejemplo, la resistencia a los antibióticos representa un importante riesgo para la salud. Todos los años mueren veintitrés mil estadounidenses debido al desarrollo de cepas de bacterias farmacorresistentes. Y uno de los factores que más contribuyen a esta resistencia es el abuso de los antibióticos, en concreto para tratar infecciones víricas, que estos medicamentos no pueden curar. Como a veces es difícil saber si una infección es vírica o bacteriana, los médicos suelen recetar antibióticos, por si acaso. En muchos países, los pacientes van directamente a la farmacia y los compran sin receta, para asegurarse. En la Universidad de Duke, Geoffrey Ginsburg y su equipo han detectado que el perfil de expresión génica en respuesta a las infecciones víricas es diferente del de respuesta a las infecciones bacterianas.[31] El análisis de Ginsburg tiene una tasa de precisión del 90% para identificar infecciones respiratorias víricas y puede ofrecer resultados en un plazo de doce horas, frente a los días que tenemos que esperar para obtenerlos de los análisis tradicionales.

Es probable que se hagan otros avances, sobre todo para tratar el cáncer, a medida que tengamos mayor conocimiento y control del sistema inmunitario. Como explicaba detalladamente en el capítulo 5, se están haciendo grandes avances en el tratamiento de cánceres de la sangre, como los distintos tipos de leucemia, mediante la manipulación del sistema inmunitario y es probable que en la próxima década se desarrollen métodos similares para tratar otro tipo de cánceres, como el de pulmón o el de mama. Para ello, será preciso descubrir la manera de anular la facultad que tienen las células cancerosas de inhibir el sistema inmunitario, pero ese es precisamente el objetivo de muchas investigaciones

LA REVOLUCIÓN DE LA MEDICINA PERSONALIZADA

actuales. En la Universidad de Stanford, Irving Weissman y su equipo han desarrollado un anticuerpo que induce al sistema inmunitario a reconocer las células cancerosas y atacarlas.[32] La facultad que tienen estas células para evitar que el sistema inmunitario las reconozca proviene en parte de la proteína denominada CD47, que envía una señal de «no me comas» a los macrófagos, las células blancas que destruyen a los invasores patógenos. Mediante el bloqueo de la proteína CD47, el anticuerpo creado por Weissman les permite a los macrófagos atacar las células cancerosas y, a la vez, activar la respuesta inmunitaria del cuerpo entero contra el cáncer. Lo interesante de su trabajo es que la proteína CD47 no es específica de ningún cáncer en particular: «Lo que hemos descubierto es que la CD47 no es relevante solo para las leucemias y linfomas —señala Weissman—. Existe en todos los tumores humanos primarios que hemos examinado».

Podemos estar seguros de que habrá sorpresas, a medida que vayamos entendiendo más el cerebro y cómo funciona. En 2013, Michael McConnell, del Instituto Salk de Estudios Biológicos, descubrió que puede haber entre las neuronas un índice de variación asombroso: hasta un 40% de ellas muestran grandes fragmentos de ADN suprimido o duplicado (lo que se conoce como variaciones del número de copias) en comparación con una neurona «normal».[33] Como contaba McConnell a *ScienceDaily*: «Lo interesante de las neuronas es que, a diferencia de las células cutáneas, no se reconvierten, e interactúan unas con otras. Forman grandes circuitos muy complejos, en los que una célula que presente variaciones del número de copias que la hagan diferente tiene el potencial de influir en la red cerebral entera». Hay variaciones espontáneas del número de copias que se han asociado con la esquizofrenia y el autismo, de modo que entender cómo se forman dichas variaciones podría aclarar el origen de los trastornos de la salud mental.

Como quizá ya te habrás dado cuenta, los avances no tienen fin, y nos encontraremos con muchas más sorpresas a medida que vayan evolucionando las nuevas tecnologías. La impresión tridimensional (en 3D), que está empezando a dar sus primeros pasos, va a tener un auténtico impacto. Sus aplicaciones no podrían ser más personalizadas. En marzo de 2013, a un hombre del noreste de Estados Unidos se le reemplazó el 75% del cráneo con un implante de material polimérico creado mediante impresión en 3D, diseñado con la ayuda de tomografías axiales computarizadas (TAC).[34] Utilizando una impresora de inyección de tinta de tecnología piezoeléctrica, Keith Martin y su equipo de investigación de la Universidad de Cambridge han conseguido imprimir células retinianas vivas.[35] Explica Martin: «Es la primera vez que se imprimen con éxito células extraídas del sistema nervioso central adulto. Hemos demostrado que se pueden extraer células de la retina y separarlas unas de otras. Podemos imprimir luego esas células formando el patrón que queramos, y hemos demostrado que pueden sobrevivir y prosperar». Aunque es una investigación que se encuentra aún en etapa inicial, apunta a la posibilidad de crear tejidos diseñados expresamente para el paciente. Martin da a entender que con el tiempo estas técnicas permitirán curar la degeneración macular y el glaucoma, las dos causas principales de ceguera en los países desarrollados. No es difícil imaginar que una combinación de las técnicas de impresión en 3D con la tecnología de las células madre acabe permitiéndonos generar órganos fuera del cuerpo, para implantarlos a continuación.

Los avances en la tecnología de las células madre darán lugar además a nuevos medicamentos. Por ejemplo, Gabsang Lee, del Instituto de Ingeniería Celular de la Universidad Johns Hopkins, extrajo células cutáneas de un individuo que padecía el síndrome de Riley-Day, un raro trastorno genético que afecta a los nervios sensoriales.[36] Las personas aquejadas de Riley-Day sufren de episodios prolongados de vómitos, problemas del habla y el movimiento, dificultad para tragar, percepción defectuosa del calor, el dolor y el sabor, tensión arterial inestable y trastornos gastrointestinales. Lee y su equipo de investigación utilizaron el método de inducción de células madre pluripotentes e hicieron que las células cutáneas se convirtieran en neuronas. Esto les permitió analizar miles de medicamentos para ver cuáles de ellos podrían hacer que las neuronas expresaran un nivel más alto de aquellos genes que no se producían en cantidad adecuada. «Gracias a que pudimos estudiar las células nerviosas directamente, por primera vez fuimos capaces de ver con exactitud cuál era el problema que originaba esta enfermedad», dijo Lee. Al final, identificaron un compuesto bastante prometedor para frenar o revertir el síndrome de Riley-Day.

Los métodos de atención sanitaria personalizada van a ser extensivos también a un tratamiento ideado más a la medida de los pacientes de menor y mayor edad. Comentaba el Instituto de Medicina de Estados Unidos que «la mayoría de los medicamentos que se recetan a los niños —entre el 50 y el 75%— no se han puesto a prueba en poblaciones infantiles».[37] Es decir, tratamos a los niños como si fueran adultos, limitándonos normalmente a cambiar las dosis en función de su peso. Pero los adultos y los niños tienen «enormes e importantes diferencias anatómicas, fisiológicas y de desarrollo», lo cual se traduce en diferencias a la hora de metabolizar los medicamentos; esto significa que los resultados obtenidos en ensayos hechos con adultos pueden no ser aplicables en absoluto a los niños.

La variabilidad es un gran problema en los ancianos. John Sloan, un médico que se ocupa de pacientes geriátricos, advierte que «los ancianos ya frágiles son diferentes uno de otro en todos los sentidos».[38] Cita como ejemplo la función renal:

A medida que envejecemos, y sobre todo cuando nos hacemos ancianos, suceden dos cosas. Una es que la función renal empeora. Por tanto, en general, una paciente de ochenta años tendrá sin duda una función renal peor que cuando tenía veinte. Pero lo segundo que sucede es que, a medida que envejecemos, más variable se vuelve la función renal. Se vuelve heterogénea. El resultado: que el nivel en sangre de los medicamentos filtrados por los riñones será heterogéneo. Quiero decir: una anciana tiene una función renal comparable a la de una persona normal de cuarenta años mientras que otra tiene unos riñones muy deteriorados, que apenas funcionan. Si a la primera paciente se le administra la dosis reglamentaria de un medicamento que tendrán que filtrar los riñones, todo va bien. Si se le administra a la segunda, los niveles en sangre se disparan y los efectos secundarios la dejarán postrada en cama.

En los ancianos ya frágiles, esta variabilidad puede extenderse a muchos órganos, lo cual hace que sea muy difícil recetar la dosis adecuada de un medicamento. Como consecuencia, muchos pacientes están sobremedicados, y hay graves reacciones adversas a los medicamentos a las que no se da importancia, por confundirse con una consecuencia más de la edad. Para complicar aún más el problema, se da la circunstancia de que estos pacientes suelen tomar varios medicamentos a la vez, que pueden interactuar unos con otros y causar problemas añadidos. De ahí que sea tan necesario contar con unos biomarcadores precisos que permitan monitorizar los efectos terapéuticos de los medicamentos en esta población, para determinar en cada caso la dosis adecuada del fármaco adecuado y poder evitar cualquier interacción de medicamentos adversa.

Al principio de este capítulo, mencionaba la democratización de la medicina como uno de los resultados probables de la medicina molecular en los próximos diez años. Pero ¿qué significa eso? Significa que gracias a la oferta de pruebas de diagnóstico molecular baratas y precisas, los pacientes podrán obtener mucha más información sobre su salud, lo cual les permitirá ocuparse de ella de un modo mucho más activo. Dejarán de ser receptores pasivos del diagnóstico y tratamiento decididos por la profesión médica. La atención sanitaria va desplazándose de los hospitales y clínicas a nuestra casa, a nuestras manos, a medida que mejoran las tecnologías de la medicina personalizada y vamos conociendo cada vez mejor nuestro cuerpo en la salud y en la enfermedad. Tiene sus riesgos, y muchos aspectos que regular, pero hay un hecho indiscutible, y es que la democratización y desmitificación de la atención sanitaria empieza a ser una realidad.

Hay un gran interrogante –aún por contestar– en medio de todas estas conjeturas sobre lo que podría ocurrir en la próxima década, y es: ¿supondrá toda esta información un cambio sustancial para la población en general?, ¿cambiará el comportamiento de los individuos cuando dispongan de información predictiva precisa sobre su estado de salud? No es una pregunta trivial: a día de hoy, hay muchas razones para pensar que, en el caso de buena parte de nosotros, la respuesta es no. Todos sabemos que deberíamos seguir una dieta equilibrada baja en grasas saturadas y hacer más ejercicio, y a todos los fumadores se les ha contado que los cigarrillos son un riesgo para la salud, pero la mayoría cedemos a comportamientos que sabemos que nos perjudican. Como señala Paul Cerrato, editor y escritor de libros sobre la salud, en un comentario para la revista *InformationWeek*:

> La mayoría de la gente se preocupa por la salud solo cuando algo deja de funcionar como es debido, y entonces van al médico y esperan que, con una pastilla o un tratamiento, vuelva a ponerlo todo en orden, lo mismo que esperan que el mecánico les arregle el coche. La mayor parte de los estadounidenses entiende que cuidar de su salud es acudir a otra persona para que se encargue de «mejorársela», no una responsabilidad personal.[39]

La iniciativa de Google de lanzar un servicio de historias médicas en línea para uso personal, Google Health, se cerró al cabo de unos años sin que hubiera llegado a cuajar. La empresa anunció en su blog: «Lo han adoptado ciertos grupos de usuarios, como pacientes expertos en tecnología y sus cuidadores, y más recientemente entusiastas de actividades para mantener la salud y el bienestar. Pero no hemos encontrado la manera de conseguir una adopción generalizada, que millones de personas lo incorporaran a sus actividades diarias para mantener la salud».[40] Es muy posible que le ocurra algo similar a la medicina personalizada y solo una élite muy reducida haga uso de la información disponible para obtener un beneficio considerable, mientras la mayoría de la población se mantiene al margen. Será interesante ver cómo evolucionan las cosas.

Así que, en los próximos diez años, la medicina personalizada estará a tu disposición y ocupará un lugar protagonista en el escenario médico. Creará sin duda expectativas poco realistas y hablarán de ella portentosos editoriales que dirán que la propaganda supera con mucho la realidad. Provocará tensiones en el sistema médico que los pacientes dispongan de información cada día más detallada sobre sus dolencias y quieran que se actúe inmediatamente al respecto, mientras los médicos intentan ajustarse a las nuevas circunstancias, en las que muchos de sus conocimientos actuales estarán desfasados. Es posible también que, a causa de los nuevos avances, mucha gente sana se convierta en gente enferma por tratar de corregir cada pequeño problema que detecte. Esto dará lugar a un crecimiento colosal de la industria del cuidado de la salud, que será la industria más grande de todos los tiempos y que intentará satisfacer cada vez más nuestros deseos de modificar determinados aspectos de nosotros, para ser más inteligentes, más atractivos o más jóvenes. La evolución humana no operará ya más al estilo darwiniano: nos ocuparemos de ella nosotros.

7

EL GENIO HA SALIDO
DE LA BOTELLA

Así que ¿dónde estamos? En los seis capítulos anteriores, has visto cómo el desarrollo y la aplicación de la ciencia moderna a lo largo de los últimos cuatrocientos años nos han llevado a comprenderlo todo, desde el movimiento planetario hasta el funcionamiento más íntimo de las células de nuestro cuerpo. Has aprendido detalles sobre muchos de los pedacitos que constituyen el ser que eres, sobre lo que hacen y cómo pueden medirse y que juntos componen tu «yo molecular». Hemos visto cómo la llegada de la era digital nos permite almacenar por medios electrónicos toda esta información y cómo tu «yo digital» encarnado por esta ingente nube de datos puede identificar biomarcadores que te den una imagen increíblemente precisa de tu estado de salud y enfermedad. Hay dispositivos de percepción remota que ahora pueden analizar cada aliento que tomas y cada latido de tu corazón y alertarte mucho antes de que llegues a la fecha de caducidad, o de descansar en paz. A través de las redes sociales, pronto podrás compartir estos detalles íntimos con oyentes comprensivos que sufran las mismas enfermedades que tú, comparar vuestros yoes digitales para averiguar qué terapias podrían ser más eficaces en tu caso y localizar dónde se realizan. Juntos, estos avances están generando cambios enormes en la práctica de la medicina como hoy la conocemos. Pero no es más que el principio de las perturbaciones que puede ocasionar la medicina molecular.

Examinemos primero el futuro inmediato. En el capítulo 6 hablaba de lo que podría ocurrir en los próximos diez años, y suena muy emocionante. Dentro de diez años, se tratará el cáncer mucho mejor que ahora. Poder detectar en el genoma del cáncer los genes «conductores» que lo causan debería permitirnos dar con un cóctel personalizado de medicamentos capaz de curar o controlar el cáncer particular de cada persona. Los análisis de sangre para detectar condiciones precancerosas y manifestaciones de un cáncer incipiente deberían ser habituales y permitirnos administrar un tratamiento eficaz antes de que se produzca una metástasis y resulten afectadas otras partes del cuerpo. Habrá técnicas cada vez más sofisticadas para la obtención de imágenes, que detectarán con más precisión la extensión de un tumor y permitirán una extirpación más completa de las células cancerosas durante la cirugía. A los medicamentos antitumorales de hoy en día se añadirán nanomedicinas «inteligentes» específicamente diseñadas para matar las células cancerosas y evitar los tejidos sanos. Y quizá lo más importante, dispondremos de métodos para activar el sistema inmunitario a fin de que reconozca y destruya muchas formas de cáncer. En pocas palabras, empiezan a entrar en funcionamiento toda una serie de armas increíblemente potentes para frenar y curar el cáncer.

¿Y qué puede decirse de las enfermedades cardiovasculares, el otro gran homicida en la sociedad occidental, causante de ataques cardíacos y embolias y que es el responsable del 50% de las muertes que se producen? También en este caso, veremos grandes avances en el futuro próximo, hasta el punto de que la mayoría de las enfermedades cardíacas se podrán tratar. La insuficiencia cardíaca, la fase final de estas patologías, podría llegar a tratarse, aunque el tratamiento dependerá de los avances que se hagan para rejuvenecer los corazones envejecidos, por ejemplo métodos para devolver la juventud a las células madre cardíacas. Entre estos avances podría estar el análogo humano de la proteína GDF11. Deberíamos disponer, además, de técnicas mucho más sofisticadas para predecir y prevenir las embolias: simples análisis de sangre que dieran una señal de alarma para que pudiéramos tomar las medidas necesarias. Sin embargo, puede que no contemos con muchos más medios para tratar el daño cerebral una vez que se ha producido a consecuencia de la embolia, a menos que desarrollemos nuevas formas de extirpar del cerebro el tejido muerto y estimular la producción de nuevas neuronas para reemplazar las células muertas.

Pronto, los planes de ataque basados en un conocimiento molecular de afecciones genéticas como la fibrosis quística, la enfermedad de Huntington o la de Alzheimer deberían dar lugar a tratamientos más eficaces. Cuanto más conocimiento tenemos a nivel molecular, más rápido podemos avanzar; cuando se conoce la causa del problema, el camino para encontrar la solución está mucho más claro.

Los rápidos avances en la precisión de los diagnósticos, que podemos contar con que veremos en el futuro próximo y que estarán a tu alcance, desafiarán el papel de porteros obstaculizadores de los avances de la medicina que el estamento médico ha representado hasta ahora; porque los conocimientos y el poder te serán transferidos a ti, el consumidor. Por ejemplo, ya no será sostenible el actual tiempo de espera de quince años antes de que un nuevo avance de la medicina llegue a la consulta de tu médico —y te llegue luego a ti—, si sabes ya con certeza el trastorno que padeces y has investigado sobre qué terapia es la más apropiada para ti y dónde se realiza.

Imaginemos una posible situación futura: te despiertas una mañana y no te encuentras bien. Estás muy cansado y tienes náuseas. La mayoría de los días que te sientes así, enciendes el móvil y aparece una ventana emergente que te sugiere que bebas un poco menos alcohol y duermas más. Pero hoy el *Smartphone* te aconseja que te hagas un análisis de sangre, porque los sensores internos de tu reloj o pulsera han detectado que algo no va como debiera: tal vez te ha subido la temperatura o el corazón late un poco más rápido de lo normal. Sacas una aguja desechable y te pinchas un dedo, como hace la gente diabética habitualmente, y pones una gota de sangre en un sensor desechable que a continuación conectas al teléfono. Al instante, se evalúan miles de proteínas y metabolitos de la sangre y se comparan con los niveles que tienes habitualmente. Entretanto, tu reloj inteligente y otros sensores internos están retransmitiendo tu tensión arterial, temperatura, ritmo cardíaco, peso corporal, ritmo respiratorio y otros datos para que se incorporen a la última versión de la nube de datos digitales que constituye tu yo digital. A través de tu asistente de datos personales por voz (es decir, un móvil superinteligente –Siri habrá aprendido a funcionar mejor para entonces–), le preguntas a tu yo digital: «¿Qué me pasa? ¿Qué debo hacer?». Provisto de todos los datos, tu yo digital contesta: «Acabamos de contraer un tipo de gripe que tiene un 98% de probabilidades de ser de la misma cepa que se ha detectado recientemente en otras personas de nuestro entorno». Seguidamente, busca la terapia personalizada más adecuada para ti, seleccionando los medicamentos que serán más eficaces en tu caso y que no te producirán ningún efecto secundario desagradable. Luego, te indica la farmacia más cercana en la que pueden prepararte esta terapia personalizada. Vas a recogerla y, para el día siguiente, estás como nuevo.

Una segunda situación posible: vas caminando a un paso que normalmente te resulta cómodo y de pronto te falta el aire. Te sientas, pero no consigues recobrar el aliento. En este caso, tus sistemas de monitorización internos han empezado a captar señales de alarma: ritmo cardíaco anormal, bajo nivel de oxígeno en la sangre y otras señales que apuntan a una insuficiencia cardíaca. La información se transmite a los servicios de urgencias y tu teléfono inteligente te informa de que hay una ambulancia de camino, que llega a tiempo de procurarte una atención médica de emergencia, por ejemplo oxígeno. Al llegar a la sala de urgencias, ves que se te han preparado ya los medicamentos para tratar tu dolencia, utilizando información obtenida del tú digital para decidir qué fármacos surtirán efecto en tu caso, qué dosis administrarte y cuáles son los que se deben evitar. Si se ha empezado a producir, por ejemplo, una fibrilación atrial, se te administrarán trombolíticos antes de que puedan surgir problemas más graves, como una trombosis.

Una tercera situación posible: vamos a suponer que desarrollas una diabetes tipo 1. Se toman células de tu piel, u otro lugar, y se revierte el proceso de diferenciación que ha hecho que esas células sean células cutáneas, con lo cual se obtienen células madre capaces de convertirse en cualquier tipo de célula de tu cuerpo. A continuación, se las induce a convertirse en células beta capaces de producir insulina en respuesta a unos niveles elevados de glucosa en sangre. Esas células beta se reproducen en el laboratorio en un cultivo tisular hasta conseguir la cantidad necesaria y luego se inyectan en tu cuerpo por vía intravenosa; de este modo se siembran en el hígado y otros lugares, perciben los niveles de glucosa de la corriente sanguínea, liberan la insulina que sea necesaria y resuelven la diabetes. O ves que estás a punto de desarrollar una diabetes tipo 2: te sientes de maravilla, pero los sensores internos te han alertado de que están subiendo los niveles de azúcar en la sangre. Empiezas a recibir mensajes insistentes —un mensaje emergente cada vez que levantas la tapa del ordenador o usas el teléfono móvil— de que debes modificar tu estilo de vida. Se te advertirá, por ejemplo, que te bajes del metro una parada antes o que no hagas otro viaje a la mesa del bufet libre. Tarde o temprano sucumbirás a estas intrusiones, pues cada vez serán más acuciantes los avisos, hasta aparecer uno que te indique los años de vida que estás poniendo en peligro o los miembros que podrías perder si la diabetes progresa.

La medicina personalizada anuncia el comienzo de una era dirigida a mantener la salud, en lugar de a tratar la enfermedad, y la medicina personalizada llegará a ser la mayor industria del futuro, sobre todo a medida que la industria de mantenimiento de la salud vaya incorporando tácticas para combatir el envejecimiento. Hay ya muchas señales de esto. Hace treinta años, los gimnasios eran casi desconocidos; hoy en día, si un hotel no cuenta con unas buenas instalaciones para hacer ejercicio, los clientes se enfurecen. Los centros de salud y antienvejecimiento que habrá en el futuro serán dignos de verse. De entrada, se te hará un detallado análisis genómico, proteómico, metabolómico, microbiómico y de los signos vitales, que irá seguido de un plan de ejercicio y una dieta diarios diseñados expresamente para ti. Se te ofrecerá motivación mediante evaluaciones moleculares muy precisas que te indicarán con claridad cuándo haces hasta el más mínimo progreso. Ya sea utilizando en el trabajo escritorios que nos obliguen a estar de pie o haciendo visitas regulares al centro de salud, lo cierto es que muy pocos dedicaremos menos de una hora al día a mantener la salud. La prehabilitación, y no la rehabilitación, será lo normal, no lo inusual. ¿Quién querría pasarse dos horas al día haciendo rehabilitación para recuperarse de los efectos de una embolia? Mucho mejor pasar una hora al día en prehabilitación para evitar que la embolia sea siquiera una posibilidad.

¿Qué más nos reserva el futuro próximo? Podemos estar seguros de que la medicina personalizada estará haciendo estragos en la profesión médica. La labor diagnóstica de los facultativos será suplantada, cada vez más, por los análisis informatizados de tu yo digital. La precisión de estos diagnósticos combinada con avanzadas técnicas de diagnóstico por imagen y con análisis de los datos genómicos y de otro tipo que componen ese yo digital significará que podrán identificarse al momento tratamientos seguros y eficaces. El papel de los médicos, por tanto, estará en transición, como lleva estándolo desde hace un tiempo. Hace cincuenta años, estos profesionales de la salud atendían a la gente que estaba gravemente enferma: el 80% de su trabajo era cuidar de personas moribundas o graves. Hoy en día, lo habitual es que se ocupen de tratar las enfermedades crónicas: atender los casos de diabetes tipo 2, tensión arterial alta, artritis y cáncer es lo que les ocupa la mayor parte del tiempo. Pero a medida que estos trastornos crónicos vayan estando cada vez más controlados gracias a la práctica de una medicina personalizada con base molecular y los diagnósticos y tratamientos estén decididos en buena parte por los análisis del tú digital, solo aquellos problemas complejos y graves necesitarán del médico. ¿Y qué van a hacer los facultativos entonces?

Hay dos posibilidades. A aquellos que por alguna razón no puedan recurrir al médico —o a un servicio de atención sanitaria avanzada— les parecerá que el campo de juego ha experimentado una nivelación drástica. Unos datos «ómicos» relativamente baratos —podría rondar los cien dólares un análisis completo— y una serie de análisis gratuitos disponibles a través de Internet permitirán a pacientes de todo el mundo acceder a las más modernas tecnologías de diagnóstico. Esta información, combinada con búsquedas *on line* y en redes sociales como PatientsLikeMe, CureTogether y otros

sitios web dedicados enfermedades específicas, te permitirá además descubrir cuál es el tratamiento más apropiado y
dónde puedes disponer de él. Podrás hacer comparaciones
de los precios de mercado y leer valoraciones de clientes sa-
tisfechos (o insatisfechos). Una vez que hayas decidido cuál
es la mejor terapia y la que ofrece la mejor relación calidad-
precio, concertarás una cita y harás los preparativos necesarios para empezar el tratamiento.

La otra posibilidad —a la que tenderá la gente que dispone de planes de salud y acceso a los médicos— será la siguiente: seguirás teniendo un médico, pero contarás con sus servicios para prevenir ponerte enfermo, y no para que te trate
una vez que hayas enfermado. Tu médico probablemente estará asociado con un centro de mantenimiento de la salud al
que pertenezcas y le pagarás según sea su éxito o su fracaso
en mantenerte sano. Te ayudará a mantener la salud no solo
dándote a conocer los métodos más avanzados para obtener
datos personales importantes, sino ayudándote a analizar e
interpretar tu yo digital y aconsejándote sobre el curso de
acción más adecuado. Posiblemente lo despidas si enfermas
demasiado a menudo. Es un concepto novedoso, pagar a los
médicos solo por los tratamientos y recomendaciones que
resulten eficaces. Nos devuelve a los tiempos idílicos de la
antigua Mesopotamia: atendiendo a las leyes de Hammura-
bi, los médicos que practicaban la cirugía eran responsables
de sus desatinos. Si un hombre libre moría como resultado
de una intervención quirúrgica, era posible que al médico
se le cortaran los dedos; si moría un esclavo, el médico tenía que reemplazarlo por otro de igual valor. En cualquier
caso, puede que no necesitemos demasiados doctores que

cuenten con una formación como la que tienen actualmente. Los sistemas expertos que interpreten nuestra nube de datos personales se harán cargo de buena parte de esa labor. Pero los médicos que cumplan la función de asesores estarán muy solicitados, para ayudarnos a atender nuestra salud y optimizarla; recurriremos a ellos como recurrimos hoy en día a los asesores financieros para gestionar nuestras inversiones y obtener de ellas el mayor beneficio posible o como recurrimos a los abogados para gestionar y resolver problemas legales.

Pero pasemos ahora a una parte muy interesante: ¿qué podemos augurarle a la medicina personalizada a largo plazo, digamos a cincuenta años vista? Aquí nos damos cuenta de que el genio ciertamente ha salido de la botella: una comprensión de nosotros mismos a nivel molecular tiene muchas consecuencias, y no todas ellas indiscutiblemente maravillosas.

En estos momentos, el fruto de los esfuerzos que ha hecho la humanidad por entender y curar nuestras diversas enfermedades empieza a vislumbrarse. Como dijo Winston Churchill después de que Gran Bretaña ganara su primera batalla en la Segunda Guerra Mundial: «Esto no es el fin, no es ni siquiera el principio del fin, pero es, quizá, el fin del principio».

¿Y cuál es el fin? Es difícil responder a esta pregunta, porque todo es posible. Estamos solo empezando a darnos cuenta del increíble poder que puede tener en nosotros una aplicación especializada y atinada de la ciencia y la tecnología. Apenas algo más de cuatrocientos años después de los ataques que Galileo y Newton iniciaron contra el pensamiento mágico, empezamos a comprender de qué estamos hechos,

cómo está organizado eso que nos constituye y cómo puede
repararse. El progreso avanza a ritmo desenfrenado. Aproximadamente el 90% de los científicos de todos los tiempos están vivos en la actualidad, y una gran parte de ellos
trabaja para procurarnos una mejor salud a todos. Hasta el
año 1900, los conocimientos humanos se duplicaban, más o
menos, cada siglo. Para el final de la Segunda Guerra Mundial, lo hacían cada veinticinco años. Hoy en día, los conocimientos nanotecnológicos se duplican cada dos años, los
conocimientos clínicos cada dieciocho meses y la totalidad
de los conocimientos humanos cada trece meses. IBM está
proyectando duplicarlos, gracias al crecimiento cualitativo
y cuantitativo de Internet, cada solo doce horas. El conocimiento impulsa la tecnología que impulsa el cambio, y vamos
hacia ese cambio futuro ciegamente embalados, a velocidad
cada vez mayor.

De modo que si crees que ahora todo cambia a un ritmo demasiado rápido, abróchate el cinturón. El ritmo se va
a acelerar mucho más, sobre todo en medicina. Los cambios
que hará posible el nuevo conocimiento estarán secundados
y alentados por el hecho de que, si somos sinceros, todos
queremos escapar del orden natural de las cosas. Estamos ro-
deados de señales que así lo indican. Si se te desgasta la cade-
ra o la rodilla, quieres que te la reemplacen. Si el corazón se
te ralentiza, que te pongan un marcapasos. Si no oyes, echas
mano de un audífono. Si no consigues tener una erección,
usas Viagra. Ahora todo va a ir mucho mejor –o peor, dependiendo de tu punto de vista–, empezando, obviamente, por
el diagnóstico y tratamiento de las enfermedades, y de ninguna manera podrás decir que esto no es sino algo bueno. Está

LA REVOLUCIÓN DE LA MEDICINA PERSONALIZADA

claro que, si tienes un tumor, se podrá identificar y tratar de un modo que afecte al tumor y no perjudique al resto de tu cuerpo. Está claro que es ridículo que, después de una operación para extirpar un tumor canceroso, tengas que esperar tres o seis meses para ver si se ha reproducido: deberías poder hacerte un simple análisis de sangre para comprobar el progreso cada semana o cada día. Está claro que no deberías esperar hasta que una enfermedad esté avanzada para empezar a tratarla; deberías saber con toda la antelación posible que tienes tendencia a padecerla y adoptar las medidas apropiadas. Está claro que no tendrías que tomar un medicamento que no surta efecto para tratar la enfermedad que sufres; solo deberías usar medicamentos que sean eficaces para tu caso concreto y no tengan efectos contraproducentes. Está todo muy claro, pero deben tenerse en cuenta también muchas consideraciones.

El principal motivo de preocupación es la posibilidad de que ese aumento acelerado de conocimientos y la consiguiente mejora acelerada de la tecnología sean un arma de doble filo. Por un lado, en lo que a tu salud se refiere, los beneficios potenciales son incalculables. Por otro lado, como diría Donald Rumsfeld, hay muchas *incógnitas desconocidas* que podrían sorprendernos. Stanislaw Ulam, en un tributo al gran matemático y físico John von Neumann hace más de cincuenta años,[1] recordó una conversación «centrada en el ritmo cada vez más vertiginoso del progreso tecnológico y los cambios en el modo de vida humano que parece acercarse a cierta singularidad esencial en la historia de nuestra raza más allá de la cual los asuntos humanos, tal como los conocemos, no podrían continuar». Muchos pensadores serios de hoy en día tienen una preocupación similar. Raymond Kurzweil, director de ingeniería en Google, que recibió en 1999 la Medalla Nacional de Tecnología e Innovación (la máxima distinción en tecnología que se concede en Estados Unidos) y a quien la cadena de televisión PBS incluyó entre los dieciséis revolucionarios que han construido Estados Unidos,[2] publicó en 2005 un libro titulado *La singularidad está cerca: cuando los humanos trascendamos la biología*, en el que predice la «singularidad tecnológica» antes de 2050.[3] Define dicha singularidad como un punto en el que el progreso es tan rápido que supera la capacidad humana para comprenderlo. Una vez alcanzada esa singularidad, Kurzweil vaticina que la inteligencia artificial será mucho más portentosa que la inteligencia humana. Lo que esto significaría para el mundo, y el lugar que tendríamos en él, no está del todo claro.

Las consecuencias globales de cambios tecnológicos tan acelerados como los que sugiere Kurzweil son discutibles, y habrá quien los considere pura ciencia ficción. Pero lo que no es discutible es que, como resultado del perfeccionamiento drástico de la tecnología, cada vez disponemos de mucha más información concluyente sobre cómo estamos hechos, cómo funcionamos y qué surtirá efecto en nuestro caso concreto, y que esa información, a su vez, está abriendo la puerta a la aplicación práctica de unos conocimientos de biología cada vez mayores para curar nuestras enfermedades, corregir nuestros defectos y prolongar nuestra vida. Es de esperar que estos esfuerzos sean cada vez más intensivos y que el precipitado avance hacia una medicina personalizada en el futuro próximo será expresión de esto. Hay una enorme necesidad de todos estos servicios porque sentimos que estamos cautivos de un sinfín de condicionamientos que no somos capaces de arreglar ni controlar. Cautivos de la enfermedad, del dolor, de la discapacidad, sobre todo al ir haciéndonos mayores. Cautivos de nuestros cuerpos –robustos o no, atractivos o feos–. Cautivos de la propia vida; como decía el cantante de The Doors, Jim Morrison: «De aquí nadie sale vivo».

Por tanto, la meta final de la medicina personalizada será no solo remediar las enfermedades que podamos tener, sino también alargarnos la vida y «mejorarnos». La lista de las mejoras que desearíamos es interminable: ser más inteligentes, más atractivos, más atléticos, más jóvenes...; puede ser una lista bastante larga. Podría debatirse si dentro de cincuenta o de cien años tendremos el poder para hacerlo, pero lo que no podemos ignorar es que en menos de quinientos años, un abrir y cerrar de ojos en el tiempo evolutivo, hemos llegado a la comprensión vertiginosamente creciente de la vida que hoy en día tenemos. Sería engañarnos, negar la posibilidad cada vez mayor de prolongar nuestra vida y corregir nuestras imperfecciones. Y a medida que nuestros deseos se hagan realidad, algunos motores fundamentales de nuestra civilización quedarán trastocados. El hecho de que vamos a morir en un futuro no muy lejano es un factor determinante de nuestro comportamiento; nos lleva a querer comprender por qué estamos aquí, por qué hacemos lo que hacemos y hacia dónde vamos, sobre todo después de morir. No es que haya sido una búsqueda demasiado fructífera, así que inventamos constructos como el nacionalismo, la cultura y la religión y los investimos de un significado y una importancia que no son del todo racionales, pero que, no obstante, le dan sentido a nuestra vida y nos proveen de una serie de directrices que debemos seguir.

En realidad, lo más probable es que seamos máquinas de supervivencia exquisitamente evolucionadas cuyo principal objetivo es la supervivencia de la especie, y nada más. Todos nuestros atributos pueden encajarse en este marco. Y en el orden darwiniano de las cosas, una vez que hemos procreado y criado a nuestra prole, a la evolución no le somos ya de ninguna utilidad, y por eso envejecemos y morimos. Sin embargo, ese intento de darle sentido a nuestra vida cambiará notablemente si somos capaces de eliminar el dolor y el sufrimiento y prolongar la vida indefinidamente: seguiremos sin entender qué diablos es todo esto, pero no será un problema tan acuciante si el dolor y la muerte no están esperándonos a la vuelta de la esquina. Come, bebe y alégrate, porque es posible que mañana no mueras.

La perspectiva de contar con una medicina personalizada que se traduzca en un tiempo de vida extraordinariamente más largo es asombrosa, y muy seria, y es aquí donde el lado oscuro del genio que hemos dejado salir de la botella empieza a asomar. Desde un punto de vista individual, por supuesto que es una promesa maravillosa. Podría significar que ya no estaríamos sometidos a la crueldad inhumana de las presiones darwinianas, que ya no tendríamos que morir dentro de un plazo de tiempo predeterminado y que ya no nos veríamos obligados a soportar el dolor de las enfermedades terminales. La perspectiva de que se practique la cirugía genética sugiere que podría ser el advenimiento de los cuerpos de diseño: si ahora somos capaces de reemplazar células envejecidas por nuevas células madre más jóvenes, ¿por qué no cambiar el código genético, para que poco a poco tus ojos vayan tiñéndose de ese azul penetrante que siempre has querido? ¿Por qué no crear un código para tener ese pene tan grande, esas piernas tan largas o unas neuronas que funcionen un poco mejor? Pero hemos de tener cuidado, porque estamos cambiando el orden natural de las cosas, y tendrá sus repercusiones.

Desde un punto de vista medioambiental, qué duda cabe de que poder prolongar de verdad la vida, digamos hasta los ciento cincuenta años o más, sería un desastre absoluto. La tecnología ha hecho crecer drásticamente la esperanza de vida a lo largo de los últimos doscientos años, de los cuarenta años en 1800 a los ochenta en 2012. El hecho de que seamos tantos es la causa sustancial de todos los problemas medioambientales, y un tiempo de vida más largo por supuesto no va a ayudar. Un problema mayor aún será la falta de renovación y la frustración de las generaciones más jóvenes cuando los padres y los abuelos no se vayan muriendo. ¿Y qué me dices de los superacaudalados magnates de la industria o los dictadores que no acaban de irse? ¿Otros cien años de Donald Trump o de Robert Mugabe? ¿O que se prolonguen credos ancestrales que mantienen subyugadas a las mujeres y enconadas las viejas heridas, que no se curan nunca porque falta el proceso de renovación inherente a la muerte? Caben pocas dudas de que la revolución estará en el aire.

Así que el futuro será interesante. A los lectores y lectoras de este libro, os diré que, si queréis mejorar vuestra salud, el camino está claro. En primer lugar, haced ejercicio, comed alimentos sanos y no fuméis. Debéis hacer caso de este consejo: es relevante para todos nosotros. En segundo lugar, la información de nivel molecular que necesitáis para averiguar qué riesgos de salud corréis, diagnosticar vuestras enfermedades particulares y descubrir cuál es el mejor tratamiento para vuestro caso está empezando ya a estar disponible. Debéis prestar atención a esta oportunidad: puede salvaros la vida. En tercer lugar, estamos cambiando alegremente el orden natural de las cosas para garantizar la supervivencia del individuo, y no de la especie, sin tener ni idea de cuáles serán las consecuencias. Debéis prestar atención a este fenómeno: podría significar el final de la raza humana como hoy la entendemos. No vais a poder detener esta enloquecida carrera que nos precipita hacia el futuro, pero es muy importante que sepáis lo que está sucediendo. La medicina personalizada con base molecular está provocando la mayor revolución de nuestro tiempo.

Somos todos pioneros de un audaz mundo nuevo.

AGRADECIMIENTOS

Tengo que dar las gracias a muchas personas que me han ayudado a escribir este libro.

Sobre todo y en primer lugar está Nancy Flight, amor de mi vida, que después de oírme hablar de los beneficios de la medicina personalizada vio en mis palabras la posibilidad de un libro y supo convencerme para que lo escribiera. Sin ella, estas páginas no se habrían escrito. Le doy las gracias por eso, por sus consejos incisivos y su aliento y por tantas cosas más. Después, les doy las gracias a mis colaboradores de la Iniciativa de Medicina Personalizada: Mike Burgess, Martin Dawes, Rob Fraser, David Huntsman, Bruce McManus y Jim Rusell. Ha sido un auténtico privilegio y fuente de aprendizaje trabajar con profesionales tan consumados y, lo que es aún mejor, un disfrute inmenso conspirar con ellos para tratar de cambiar el sistema médico. Les doy las gracias también a mi hija Jane y mi hijo Jeffrey, por sus críticas afinadas e inteligentes, que he recibido con gratitud. Y por último, les doy las gracias a mis editoras: Iva Cheung, que me ayudó muchísimo en la etapa inicial de intentar darle forma a este manuscrito, y Catherine Plear, que prodigiosamente supo transformar mis anotaciones enfebrecidas en un manuscrito mucho más grato de leer.

Con toda esta ayuda, hubiera debido hacer un libro mucho mejor. Cualquier error, omisión o inexactitud terminológica son, por supuesto, fallo exclusivamente mío. Espero, de todos modos, que el mensaje central del libro —que la medicina personalizada es y será la mayor revolución de nuestro tiempo— haya quedado claro. Es indudable que vivimos tiempos apasionantes.

NOTAS

Capítulo 1

1. Chatterjee, Kanu, et al. «Doxorubicin Cardiomyopathy», *Cardiology* 115, n.º 2 (enero de 2010): 155-162.
2. Kongkaew, Chuenjid, Noyce, Peter R. y Ashcroft, Darren M. «Hospital Admissions Associated with Adverse Drug Reactions: A Systematic Review of Prospective Observational Studies», *The Annals of Pharmacotherapy* 42 (2008): 1017-1025.
3. McKie, Robin. «Growing Lifespan Shows No Sign of Slowing, but Don't Expect Immortality», *The Observer*, 6 de marzo de 2011, http://www.theguardian.com/society/2011/mar/06/lifespan-mortality-health-diabetes.
4. Gu, Qiuping, Dillon, Charles F. y Burt, Vicki L. «Prescription Drug Use Continues to Increase: U.S. Prescription Drug Data for 2007-2008», *NCHS Data Briefs*, n.º 42 (2010), http://www.cdc.gov/nchs/data/databriefs/db42.htm.
5. Lazarou, Jason, Pomeranz, Bruce H. y Corey, Paul N. «Incidence of Adverse Drug Reactions in Hospitalized Patients», *Journal of the American Medical Association* 279, nº. 15 (15 de abril de 1998): 1200.

6.   Hazell, Lorna y Shakir, Saad A. W. «Under-Reporting of Adverse Drug Reactions: A Systematic Review», *Drug Safety: An International Journal of Medical Toxicology and Drug Experience* 29, n°. 5 (enero de 2006): 385-396.

7.   Spear, Brian B., Heath-Chiozzi, Margo y Huff, Jeffrey. «Clinical Application of Pharmacogenetics», *Trends in Molecular Medicine* 7, n°. 5 (5 de mayo de 2001): 201-204.

8.   Clínica de Cleveland. «Health and Prevention: Statin Medications and Heart Disease», *Cleveland Clinic,* http://my.clevelandclinic.org/heart/prevention/risk-factors/cholesterol/statin-medications-heart-disease.aspx.

9.   Zhang, Huabing, et al. «Discontinuation of Statins in Routine Care Settings: A Cohort Study», *Annals of Internal Medicine* 158, n°. 7 (2 de abril de 2013): 526-534.

10. Mangravite, Lara M., et al. «A Statin-Dependent QTL for GATM Expression Is Associated with Statin-Induced Myopathy», *Nature* 502, n°. 7471 (17 de octubre de 2013): 377-380.

11. Mukherjee, Siddhartha. *The Emperor of All Maladies: A Biography of Cancer* (Nueva York: Scribner, 2011), 35-37.

12. Li, Y., Womer, R.B. y Silber, J.H. «Predicting Cisplatin Ototoxicity in Children: The Influence of Age and the Cumulative Dose», *European Journal of Cancer* 40, n°. 16 (noviembre de 2004): 2445-2451.

13. Herper, Matthew. «The Truly Staggering Cost of Inventing New Drugs», *Forbes* (10 de febrero de 2012), http://www.forbes.com/sites/matthewherper/2012/02/10/the-truly-staggering-cost-of-inventing-new-drugs/.

Capítulo 2

1.   Bent, Stephen. «Herbal Medicine in the United States: Review of Efficacy, Safety, and Regulation: Grand Rounds at University of California, San Francisco Medical Center», *Journal of General Internal Medicine* 23, n°. 6 (junio de 2008): 854-859.

2.   «Charles Darwin's Health», *Wikipedia,* acceso el 12 de septiembre de 2014, http://en.wikipedia.org/wiki/Charles_Darwin's_health.

3.   Durand, J. B., Abchee, A. B. y Roberts, R. «Molecular and Clinical Aspects of Inherited Cardiomyopathies», *Annals of Medicine* 27, n°. 3 (junio de 1995): 311-317, http://www.ncbi.nlm.nih.gov/pubmed/7546620; Kamakura, Shiro, «Epidemiology

of Brugada Syndrome in Japan and Rest of the World», *Journal of Arrhythmia* 29, n°. 2 (1 de abril de 2013): 52-55; Maron, B. J., et al., «Prevalence of Hypertrophic Cardiomyopathy in a General Population of Young Adults: Echocardiographic Analysis of 4111 Subjects in the CARDIA Study», *Circulation* 92, n°. 4 (15 de agosto de 1995): 785-789; Napolitano, Carlo, Priori, Silvia G. y Bloise, Rafaella, «Catecholaminergic Polymorphic Ventricular Tachycardia», en *GeneReviews,* ed. Roberta A. Pagon (Seattle, Washington: Universidad de Washington, 2014); Schwartz, Peter J., et al., «Prevalence of the Congenital Long-QT Syndrome», *Circulation* 120, n°. 18 (3 de noviembre de 2009): 1761-1767.

4. Service, Robert F. «A $1000 Genome by 2013?», *Science News*, julio de 2011, http://news.sciencemag.org/math/2011/07/1000-genome-2013.

Capítulo 3

1. Jha, Alok. «Breakthrough Study Overturns Theory of "Junk DNA" in Genome», *The Guardian*, 5 de septiembre de 2012, http://www.theguardian.com/science/2012/sep/05/genes-genome-junk-dna-encode.

2. Riddell, Jonah, et al. «Reprogramming Committed Murine Blood Cells to Induced Hematopoietic Stem Cells with Defined Factors», *Cell* 157, n°. 3 (24 de abril de 2014): 549-564.

3. Gurdon, J. B. y Uehlinger, V. «"Fertile" Intestine Nuclei», *Nature* 210, n°. 5042 (18 de junio de 1966): 1240-1241, http://www.ncbi. nlm.nih.gov/pubmed/5967799.

4. Campbell, K. H., et al. «Sheep Cloned by Nuclear Transfer from a Cultured Cell Line», *Nature* 380, n°. 6569 (7 de marzo de 1996): 64-66.

5. Loffredo, Francesco S., et al. «Growth Differentiation Factor 11 Is a Circulating Factor at Reverses Age-Related Cardiac Hypertrophy», *Cell* 153, n°. 4 (9 de mayo de 2013): 828-839.

6. Specter, Michael. «Germs Are Us», *The New Yorker*, 22 de octubre de 2012, http://www.newyorker.com/magazine/2012/10/22/germs-are-us.

7. Cho, Ilseung y Blaser, Martin J. «The Human Microbiome: At the Interface of Health and Disease», *Nature Reviews: Genetics* 13, n°. 4 (abril de 2012): 260-270.

8. Lender, N., et al. «Review Article: Associations between Heli-cobacter Pylori and Obesity –an Ecological Study», *Alimentary Pharmacology and Therapeutics* 40, n°. 1 (julio de 2014): 24-31.

9. Cho, Ilseung, et al. «Antibiotics in Early Life Alter the Murine Colonic Microbiome and Adiposity», *Nature* 488, n°. 7413 (30 de agosto de 2012): 621-626.

10. Videlock, E. J. y Cremonini, F. «Meta-Analysis: Probiotics in Antibiotic-Associated Diarrhoea», *Alimentary Pharmacology and Therapeutics* 35, n°. 12 (junio de 2012): 1355-1369.

11. «*Clostridium Difficile* Infection», *Centers for Disease Control and Prevention*, acceso el 26 de julio de 2014, http://www.cdc.gov/hai/organisms/cdi/cdi_infect.html.

12. Anderson, J. L., Edney, R. J. y Whelan, K. «Systematic Review: Faecal Microbiota Transplantation in the Management of Inflammatory Bowel Disease», *Alimentary Pharmacology and Therapeutics* 36, n°. 6 (septiembre de 2012): 503-516.

13. Elliott, David E. y Weinstock, Joel V. «Helminthic Therapy: Using Worms to Treat Immune-Mediated Disease», *Advances in Experimental Medicine and Biology* 666 (enero de 2009): 157-166, http://www.ncbi.nlm.nih.gov/pubmed/20054982.

Capítulo 4

1. Venkatesan, Bala Murali y Bashir, Rashid. «Nanopore Sensors for Nucleic Acid Analysis», *Nature Nanotechnology* 6, n°. 10 (octubre de 2011): 615-624.

2. McCulloch, Scott D. y Kunkel, Thomas A. «The Fidelity of DNA Synthesis by Eukaryotic Replicative and Translesion Synthesis Polymerases», *Cell Research* 18, n°. 1 (enero de 2008): 148-161.

3. Adkins, J. N., et al. «Toward a Human Blood Serum Proteome: Analysis by Multidimensional Separation Coupled with Mass Spectrometry», *Molecular and Cellular Proteomics* 1, n°. 12 (15 de noviembre de 2002): 947-955.

4. Percy, Andrew J., et al. «Standardized Protocols for Quality Control of MRM-Based Plasma Proteomic Workflows», *Journal of Proteome Research* 12, n°. 1 (4 de enero de 2013): 222-233.

5. «Why Are Larger Sized Hard Drives Consistently Getting Cheaper?», *Record Nations*, acceso el 29 de julio de 2014, http://www.recordnations.com/articles/bigger-hard-drives/.

6. Orcutt, Mike. «Bases to Bytes», *MIT Technology Review*, 2012, http://www.technologyreview.com/graphiti/427720/bases-to-bytes/.
7. *PatientsLikeMe,* http://www.patientslikeme.com/.
8. *CureTogether,* http://www.curetogether.com.
9. *PXE International,* http://www.pxe.org/.
10. Williams, Sarah C. P. «Mining Consumers' Web Searches Can Reveal Unreported Side Effects of Drugs, Researchers Say», *Stanford Bio-X*, 2013, https://biox.stanford.edu/highlight/mining-consumers'-web-searches-can-reveal-unreported-side-effects-drugs-researchers-say.
11. Yang, W., et al. «Economic Costs of Diabetes in the U.S. in 2012», *Diabetes Care* 36, n°. 4 (abril de 2013): 1033-1046.
12. «Heart Disease Facts», *Centers for Disease Control and Prevention*, 2014, http://www.cdc.gov/heartdisease/facts.htm.

Capítulo 5

1. Cohen, Jon. «Examining His Own Body, Stanford Geneticist Stops Diabetes in Its Tracks», *Science News*, marzo de 2012, http://news.sciencemag.org/biology/2012/03/examining-his-own-body-stanford-geneticist-stops-diabetes-its-tracks.
2. Tang, Hangwi y Hwee Kwoon Ng, Jennifer. «Googling for a Diagnosis –Use of Google as a Diagnostic Aid: Internet Based Study», *BMJ (Clinical Research Ed.)* 333, n°. 7579 (2 de diciembre de 2006): 1143-1145.
3. Berner, Eta S. y Graber, Mark L. «Overconfidence as a Cause of Diagnostic Error in Medicine», *The American Journal of Medicine* 121, supl. n°. 5 (mayo de 2008): S2-23.
4. Fuller, Maria, Meikle, Peter J. y Hopwood, John J. «Epidemiology of Lysosomal Storage Diseases: An Overview», en *Fabry Disease: Perspectives from 5 Years of FOS*, eds. Atul Mehta, Michael Beck y Gere Sunder-Plassmann. Oxford: Oxford PharmaGenesis, 2006, http://www.ncbi.nlm.nih.gov/books/NBK11603/.
5. «Table of Pharmacogenomic Biomarkers in Drug Labeling», *Food and Drug Administration*, http://www.fda.gov/drugs/science-research/ researchareas/pharmacogenetics/ ucm083378.htm.
6. «Gene Responsible for Acetaminophen-Induced Liver Injury Identified», *ScienceDaily*, 11 de mayo de 2009, http://www.sciencedaily.com/releases/2009/05/090504171943.htm.

7. Shah, Svati H. y Voora, Deepak. «Warfarin Dosing and VKORC1/CYP2C9», *Medscape*, acceso el 28 de julio de 2014, http://emedicine.medscape.com/article/1733331-overview.

8. Lynch, Tom y Price, Amy. «The Effect of Cytochrome P450 Metabolism on Drug Response, Interactions, and Adverse Effects», *American Family Physician* 76, n°. 3 (2007): 391-396, http://www.aafp.org/afp/2007/0801/p391.html.

9. Schoch, Eric. «Precision Prescribing», *The Art and Science of Medicine*, 2003, http://www.indiana.edu/~rcapub/v26n1/precision.shtml.

10. Dawes, Martin. «The Implementation and Evaluation of Genetic Tests to Guide Drug Prescriptions in Primary Care in B.C.», en *What Is Personalized Medicine, and How Does It Affect You?*, Vancouver, Columbia Británica, 2014. Charla pública.

11. Ross, Colin J. D., et al. «Genotypic Approaches to Therapy in Children: A National Active Surveillance Network (GATC) to Study the Pharmacogenomics of Severe Adverse Drug Reactions in Children», *Annals of the New York Academy of Sciences* 1110 (septiembre de 2007): 177-192.

12. Ross, Colin J. D., et al. «Genetic Variants in TPMT and COMT Are Associated with Hearing Loss in Children Receiving Cisplatin Chemotherapy», *Nature Genetics* 45, n°. 5 (26 de abril de 2013): 578.

13. Visscher, Henk, et al. «Pharmacogenomic Prediction of Anthracycline- Induced Cardiotoxicity in Children», *Journal of Clinical Oncology* 30, n°. 13 (1 de mayo de 2012): 1422-1428.

14. Kirchheiner, J., et al. «Pharmacokinetics of Codeine and Its Metabolite Morphine in Ultra-Rapid Metabolizers due to CYP2D6 Duplication», *The Pharmacogenomics Journal* 7, n°. 4 (agosto de 2007): 257-265.

15. Köhler, G. y Milstein, C. «Continuous Cultures of Fused Cells Secreting Antibody of Predefined Specificity», *Nature* 256, n°. 5517 (7 de agosto de 1975): 495-497.

16. Pegram, Mark D., Konecny, Gottfried y Slamon, Dennis J. «The Molecular and Cellular Biology of HER2/neu Gene Amplification/Overexpression and the Clinical Development of Herceptin (Trastuzumab) Therapy for Breast Cancer», en *Advances in Breast Cancer Management*, eds. William J. Gradishar y William C. Wood, vol. 103, Cancer Treatment and Research. Boston, Massachusetts: Springer, 2000): 57-75.

17. Heimler, Richard. «Richard Heimler», *Lung Cancer Alliance*, acceso el 28 de julio de 2014, http://www.lungcanceralliance.org/get-help-and-support/coping-with-lung-cancer/stories-of-hope/Richard heimler.html.

18. «FDA Approval for Crizotinib», *National Cancer Institute*, 2013, http://www.cancer.gov/cancertopics/druginfo/fda-crizotinib.

19. Pinkerton, Kent. «Cystic Fibrosis Life Expectancy Statistics», *Disabled World*, 2009, http://www.disabled-world.com/health/respiratory/cystic-brosis/life-expectancy.php.

20. Ramsey, Bonnie W., et al. «A CFTR Potentiator in Patients with Cystic Fibrosis and the G551D Mutation», *The New England Journal of Medicine* 365, n°. 18 (3 de noviembre de 2011): 1663-1672.

21. Parker, Alex. «A Reflection...», *Kalydeco for Cystic Fibrosis Diary*, acceso el 28 de julio de 2014, http://kalydecoforaustralians.blogspot.ca/2012/11/a-reection.html.

22. Chen, Sining, y Parmigiani, Giovanni. «Meta-Analysis of BRCA1 and BRCA2 Penetrance», *Journal of Clinical Oncology* 25, n°. 11 (10 de abril de 2007): 1329-1333.

23. Jolie, Angelina. «My Medical Choice», *The New York Times*, 14 de mayo de 2013, http://www.nytimes.com/2013/05/14/opinion/my-medical-choice.html?_r=2&.

24. «SAP and BC Centre for Excellence in HIV/AIDS Pioneer New Technology, Redefine Treatment», *SAP News*, 25 de febrero de 2014, http://www.news-sap.com/sap-and-bc-centre-for-excellence-in-hiv-aids-pioneer-new-technology-redefine-treatment/.

25. Roses, Allen D. «On the Discovery of the Genetic Association of Apolipoprotein E Genotypes and Common Late-Onset Alzheimer Disease», *Journal of Alzheimer's Disease* 9, supl. n°. 3 (enero de 2006): 361-366, http://www.ncbi.nlm.nih.gov/pubmed/16914873.

26. Nagamatsu, Lindsay S., et al. «Resistance Training Promotes Cognitive and Functional Brain Plasticity in Seniors with Probable Mild Cognitive Impairment», *Archives of Internal Medicine* 172, n°. 8 (23 de abril de 2012): 666-668.

27. Westwick, Elaine. «Huntington's Disease –Genetic Testing, Children and Hope», *The Stuff of Life*, julio de 2011, http://elainewestwick.blogspot.ca/2011/07/huntingtons-disease-genetic-testing.html.

28. Marchione, Marilynn. «Texas Hospital Plans 'Moonshot' against Cancer», *AP: The Big Story*, 2012, http://bigstory.ap.org/article/texas-hospital-plans-moonshot-against-cancer.

29. Dugan, Emily. «Thousands of NHS Patients to Have DNA Sequenced to Help Cancer Research», *The Independent*, 20 de julio de 2014, http://www.independent.co.uk/life-style/health-and-families/health-news/thousands-of-nhs-patients-to-have-dna-sequenced-to-help-cancer-research-9617513.html.

30. Jones, Steven J. M., et al. «Evolution of an Adenocarcinoma in Response to Selection by Targeted Kinase Inhibitors», *Genome Biology* 11, n°. 8 (enero de 2010): R82.

31. Kolata, Gina. «In Leukemia Treatment, Glimpses of the Future», *The New York Times*, 8 de julio de 2012, http://www.nytimes.com/2012/07/08/health/in-gene-sequencing-treatment-for-leukemia-glimpses-of-the-future.html?pagewanted=all.

32. Li, Xiao-jun, et al. «A Blood-Based Proteomic Classifier for the Molecular Characterization of Pulmonary Nodules», *Science Translational Medicine* 5, n°. 207 (16 de octubre de 2013): 207ra142, doi:10.1126/scitranslmed.3007013.

33. Administración de Alimentos y Medicamentos de Estados Unidos. «FDA Approves New Orphan Drug Kynamro to Treat Inherited Cholesterol Disorder», 29 de enero de 2013, http://www.fda.gov/newsevents/newsroom/pressannouncements/ucm337195.htm.

34. Pollack, Andrew. «Experimental Drug Used for Ebola-Related Virus Shows Promise», *The New York Times*, 20 de agosto de 2014, http://www.nytimes.com/2014/08/21/business/drug-used-for-ebola-related-virus-shows-promise.html?_r=0.

35. Trinchieri, Giorgio. «Inflammation», en *Cancer: Principles and Practice of Oncology*, eds. Vincent T. DeVita Jr., Theodore S. Lawrence y Steven A. Rosenberg, 9.ª ed. Filadelfia: Lippincott Williams and Wilkins, 2011. http://www.lwwoncology.com/Textbook/Toc.aspx?id=11000#.

36. Penn Medicine, Universidad de Pensilvania. «Penn Medicine Team Reports Findings from Research Study of First 59 Adult and Pediatric Leukemia Patients Who Received Investigational, Personalized Cellular Therapy CTL019», 7 de diciembre de 2013, http://www.uphs.upenn.edu/news/news_releases/2013/12/ctl019/.

37. Smith-Spark, Laura. «UK Takes Step toward "Three-Parent Babies"», *CNN.com*, 28 de junio de 2013, http://www.cnn.com/2013/06/28/health/uk-health-dna-ivf/.

38. Roden, Dan. «Engineering a Healthcare System to Deliver Personalized Medicine», conferencia conjunta de medicina personalizada y administración individualizada de medicamentos de la Canadian Society for Pharmaceutical Sciences y la Canadian Chapter of Controlled Release Society, 11 al 14 de junio de 2013, Vancouver.

39. Association for Molecular Pathology et al. v. Myriad Genetics, Inc., et al. 569 U.S. 12-398 (2013). http://www.supremecourt.gov/opinions/12pdf/12-398_1b7d.pdf.

40. Munro, Dan. «FDA Slaps Personal Genomics Startup 23andMe with Stiff Warning», *Forbes*, 25 de noviembre de 2013, http://www.forbes.com/sites/danmunro/2013/11/25/fda-slaps-personal-genomics-startup-23andme-with-sti-warning/.

41. Husten, Larry. «Can Personalized Medicine and an Adaptive Trial Design Salvage This Hard-Luck Drug?», *Forbes*, 4 de diciembre de 2013, http://www.forbes.com/sites/larryhusten/2013/12/04/can-personalized-medicine-and-an-adaptive-trial-design-salvage-this-hard-luck-drug/.

42. O. Lillie, Elizabeth, et al. «The N-of-1 Clinical Trial: The Ultimate Strategy for Individualizing Medicine?». *Personalized Medicine* 8, nº. 2 (marzo de 2011): 161-173.

43. Natoli, Jaime L., et al. «Prenatal Diagnosis of Down Syndrome: A Systematic Review of Termination Rates (1995-2011)», *Prenatal Diagnosis* 32, nº. 2 (febrero de 2012): 142-153.

44. «Gendercide: The Worldwide War on Baby Girls», *The Economist*, 4 de marzo de 2010, http://www.economist.com/node/15636231.

Capítulo 6

1. Hacein-Bey-Abina, Salima, et al. «Insertional Oncogenesis in 4 Patients after Retrovirus-Mediated Gene Therapy of SCID-X1», *The Journal of Clinical Investigation* 118, nº. 9 (2 de septiembre de 2008): 3132-3142.

2. Stolberg, Sheryl Gay. «The Biotech Death of Jesse Gelsinger», *The New York Times*, 28 de noviembre de 1999, http://www.nytimes.com/1999/11/28/magazine/the-biotech-death-of-jesse-gelsinger.html.

3. Clinton, Bill. «Remarks on the Completion of the First Survey of the Entire Human Genome Project» (The White House Office of the Press Secretary, 2000), http://clinton5.nara.gov/WH/New/html/genome-20000626.html.

4. Agencia Europea de Medicamentos. «European Medicines Agency Recommends First Gene Therapy for Approval», 20 de julio de 2012, http://www.ema.europa.eu/ema/index. Jsp?curl=pages/news_and_events/news/2012/07/news_detail_001574.Jsp&mid=WC0b01ac058004d5c1.

5. Administración de Alimentos y Medicamentos. «FDA Approves New Orphan Drug Kynamro to Treat Inherited Cholesterol Disorder», 29 de enero de 2013, http://www.fda.gov/newsevents/newsroom/pressannouncements/ucm337195.htm.

6. Alnylam Pharmaceuticals. «Alnylam Reports Positive Phase II Data for Patisiran (ALN-TTR02), an RNAi Therapeutic Targeting Transthyretin (TTR) for the Treatment of TTR-Mediated Amyloidosis (ATTR), and Initiates Phase III Trial», 2013, http://investors.alnylam.com/releasedetail.cfm?ReleaseID=805999.

7. Krol, Aaron. «Gene Therapy's Next Generation», *Bio-IT World*, 29 de enero de 2014, http://www.bio-itworld.com/2014/1/29/gene-therapys-next-generation.html.

8. Graham, Mark J., et al. «Antisense Inhibition of Proprotein Convertase Subtilisin/kexin Type 9 Reduces Serum LDL in Hyperlipidemic Mice», *Journal of Lipid Research* 48, n°. 4 (1 de abril de 2007): 763-767.

9. Corrada, María M., et al. «Dementia Incidence Continues to Increase with Age in the Oldest Old: The 90 + Study», *Annals of Neurology* 67, n°. 1 (enero de 2010): 114-121.

10. Hurd, Michael D., et al. «Monetary Costs of Dementia in the United States», *New England Journal of Medicine* 368 (2013): 1326-1334.

11. Instituto Nacional de Salud Mental de Estados Unidos. «The Numbers Count: Mental Disorders in America», *National Institute of Mental Health*, acceso el 28 de julio de 2014, http://www.nimh.nih.gov/health/publications/the-numbers-count-mental-disorders-in-america/index.shtml.

12. Yuste, Rafael y Church, George M. «The New Century of the Brain», *Scientific American* 310, n°. 3 (18 de febrero de 2014): 38-45.

13. Stanton, Mark W. *The High Concentration of U.S. Health Care Expenditures* (Washington, DC: U.S. Department of Health and Human Services, Public Health Services, Agency for Healthcare Research and Quality, 2006).

14. Canadian Institute for Health Information. *Seniors and the Health Care System: What Is the Impact of Multiple Chronic Conditions?*, 2011.

15. «Immortal Worms Defy Aging», *ScienceDaily*, 27 de febrero de 2012, http://www.sciencedaily.com/releases/2012/02/120227152612.htm.

16. Wolin, Kathleen Y. y Tuchman, Hallie, «Physical Activity and Gastrointestinal Cancer Prevention», en *Physical Activity and Cancer*, eds. Kerry S. Courneya y Christine Friedenreich, vol. 26 (Berlín: Springer Science and Business Media, 2010), 400; Lee, I. M., y Oguma, Y., «Physical Activity», en *Cancer Epidemiology and Prevention*, eds. David Schottenfeld y Joseph F. Fraumeni, 3.ª ed. Nueva York: Oxford University Press, 2006, p. 1416; Matheson, Kathy, «Exercising May Reduce Lung Cancer Risk», *The Washington Post*, 12 de diciembre de 2006, http://www.washingtonpost.com/wp-dyn/content/article/2006/12/12/AR2006121200862.html; «Caffeine and Exercise May Be Protective against Skin Cancer Caused by Sun Exposure, Study Suggests», *ScienceDaily*, 3 de abril de 2012, http://www.sciencedaily.com/releases/2012/04/120403142328.htm.

17. Thompson, Paul D., et al. «Exercise and Physical Activity in the Prevention and Treatment of Atherosclerotic Cardiovascular Disease: A Statement from the Council on Clinical Cardiology (Subcommittee on Exercise, Rehabilitation, and Prevention) and the Council on Nutrition, Physical», *Circulation* 107, n.º 24 (24 de junio de 2003): 3109-3116.

18. Stein, Rob. «Exercise Could Slow Aging of Body, Study Suggests», *The Washington Post*, 29 de enero de 2008, http://www.washingtonpost.com/wp-dyn/content/article/2008/01/28/AR2008012801873.html.

19. Horvath, Steve. «DNA Methylation Age of Human Tissues and Cell Types», *Genome Biology* 14, n.º 10 (enero de 2013): R115.

20. Schmidt, Elaine. «UCLA Scientist Uncovers Biological Clock Able to Measure Age of Most Human Tissues», *UCLA Newsroom*, 21 de octubre de 2013, http://newsroom.ucla.edu/releases/ucla-scientist-uncovers-biological-248950.

21. Sinha, Manisha, et al. «Restoring Systemic GDF11 Levels Reverses Age-Related Dysfunction in Mouse Skeletal Muscle», *Science* 344, n°. 6184 (9 de mayo de 2014): 649-652.

22. Langreth, Robert, «Venter Starts DNA-Scanning Company to Boost Longevity», *Bloomberg.com*, 4 de marzo de 2014, http://www.bloomberg.com/news/2014-03-04/venter-starts-dna-scanning-company-to-boost-longevity. html; Villeda, Saul A., et al. «Young Blood Reverses Age-Related Impairments in Cognitive Function and Synaptic Plasticity in Mice», *Nature Medicine* 20, n°. 6 (junio de 2014): 659-663; Katsimpardi, Lida, et al. «Vascular and Neurogenic Rejuvenation of the Aging Mouse Brain by Young Systemic Factors», *Science* 344, n°. 6184 (9 de mayo de 2014): 630-634.

23. Wakefield, Jane. «Google Spin-off Calico to Search for Answers to Ageing». Informativo de la *BBC*, 19 de septiembre de 2013, http://www.bbc.com/news/ technology-24158924.

24. Broad, William J. «Billionaires with Big Ideas Are Privatizing American Science», *The New York Times*, 26 de marzo de 2014, http://www.nytimes.com/2014/03/16/science/billionaires-with-big-ideas-are-privatizing-american-science.html?_r=0.

25. Bellows, L., Moore, R. y Gross, A. «Dietary Supplements: Vitamins and Minerals» (University of Colorado Extension, 2013), http://www.ext .colostate.edu/pubs/foodnut/ 09338.html.

26. Hood, Leroy y Price, Nathan D. «Promoting Wellness and Demystifying Disease: The 100K Project», *Genetic Engineering and Biotechnology News*, 22 de mayo de 2014.

27. «Biomarkers in Blood Show Potential as Early Detection Method of Pancreatic Cancer», *Science Daily*, 21 de enero de 2014, http://www.sciencedaily.com/releases/2014/01/140121164754.htm.

28. «Detecting Dementia through microRNA in Patient Blood Samples», *Biome*, 2 de octubre de 2013, http://www.biomed-central.com/biome/detecting-dementia-through-microrna-in-patient-blood samples/.

29. Ericson, John. «A Breath Test For Lung Cancer: Researchers Develop Biomarker for Pulmonary Tumor Growth», *Medical Daily*, 18 de octubre de 2013, http://www.medicaldaily.com/breath-test-lung-cancer-researchers-develop-biomarker-pulmonary-tumor-growth-261201.

30. «Intel Science Winner Develops Cancer Tech», *Wall Street Journal Live*, 30 de diciembre de 2012, http://live.wsj.com/video/

intel-science-winner-develops-cancer-tech/E342B43B-F184-
492D-A441-38B28C18D3C1.HTML#!E342B43B-F184-
492D-A441 38B28C18D3C1.

31. «Genomic Test Accurately Sorts Viral versus Bacterial Infec-
tions», *Duke University Pratt School of Engineering*, 18 de septiembre de 2013, http://www.pratt.duke.edu/news/genomic-test-
accurately-sorts-viral-versus-bacterial-infections.

32. Williams, Sarah C. P. «One Drug to Shrink All Tumors», *Science News*, 26 de marzo de 2012, http://news.sciencemag.org/
health/2012/03/one-drug-shrink-all-tumors.

33. «Surprising Variation among Genomes of Individual Neurons
from Same Brain», *ScienceDaily*, 1 de noviembre de 2013, http://
www.sciencedaily.com/releases/2013/11/131101172313.htm.

34. Hill, David J. «Patient Receives 3D Printed Implant to Repla-
ce 75 Percent of Skull», *Singularity Hub*, 28 de marzo de 2013,
http://singularityhub.com/2013/03/28/patient-receives-3d-
printed-implant-to-replace-75-percent-of-skull/.

35. Howarth, Dan. «3D-Printed Eye Cells Could "Cure Blind-
ness"» *Dezeen*, 18 de diciembre de 2013, http://www.dezeen.
com/2013/12/18/3d-printed-eye-cells-could-cure-blindness/.

36. «Use of Stem Cells in Personalized Medicine», *ScienceDaily*, 26
de noviembre de 2012, http://www.sciencedaily.com/relea-
ses/2012/11/121126151021.htm.

37. Instituto de Medicina de Estados Unidos. Foro sobre descubrimiento, desarrollo y traducción de medicamentos, «Intro-
ducción», en *Addressing the Barriers to Pediatric Drug Development:
Workshop Summary* (Washington, DC: National Academies Press,
2008), http://www.ncbi.nlm.nih.gov/books/NBK3989/.

38. Sloan, John. *A Bitter Pill: How The Medical System Is Failing The El-
derly*. Vancouver, Columbia Británica: Greystone Books, 2009,
p. 29.

39. Cerrato, Paul. «Why Personal Health Records Have Flopped»,
InformationWeek, 12 de enero de 2012, http://www.informa-
tionweek.com/healthcare/patient-tools/why-personal-health-
records-have-flopped/d/d-id/1102247?

40. «An Update on Google Health and Google PowerMeter», *Offi-
cial Google Blog*, 14 de junio de 2011, http://googleblog.blogspot.
ca/2011/06/update-on-google-health-and-google.html.

Capítulo 7

1. Ulam, Stanislaw. «Tribute to John von Neumann», *Bulletin of the American Mathematical Society* 64, n°. 3 (1958): 5.
2. «Ray Kurzweil Biography», *Kurzweil Accelerating Intelligence*, acceso el 12 de septiembre de 2014, http://www.kurzweilai.net/ray-kurzweil-biography.
3. Kurzweil, Ray. *The Singularity Is Near: When Humans Transcend Biology*. Nueva York: Viking, 2005.

ÍNDICE TEMÁTICO

B

ÍNDICE